KB235597

최고의 인생 최고의 건강

최고의 인생 최고의 건강

김상훈 지음
기획 · 김재일

초판 1쇄 인쇄 · 2006. 1. 24.
초판 1쇄 발행 · 2006. 1. 27.

발행처 · 청아출판사
발행인 · 이상용 이성훈

등록번호 · 제 9-84호
등록일자 · 1979. 11. 13.

경기도 파주시 교하읍 문발리 출판문화정보산업단지 507-7 우편번호 413-832
대표 031-955-6031 편집부 031-955-6032 팩시밀리 031-955-6036

＊값은 뒤표지에 있습니다. ＊잘못된 책은 바꾸어 드립니다.

ISBN 89-368-0332-8   03510

독자 의견에 항상 귀 기울이고 있습니다.
홈페이지 : www.chungabook.co.kr
E-mail : chunga@chungabook.co.kr

최고의 인생 최고의 건강

김상훈 지음

청아출판사

세계보건기구^{WHO}는 일찌감치 가장 행복한 삶의 전제조건으로 네 가지를 제시한 바 있다. 바로 육체적–정신적–사회적–영적 건강 (Physical–Mental–Social–Spiritual Health) 모두를 이뤄야 가장 행복하게 살 수 있다는 것이다. 모든 사람이 이 네 가지 조건을 갖추고 있다면야 이 사회는 얼마나 행복하겠는가? 그러나 현실은 그렇지 못하다. 현재 이 사회의 각 분야에서 최고 위치에 서 있으며 우리 모두가 좋아하는 저명인사들은 그런 조건을 충족하고 있을까, 그리고 과연 행복할까? 이 책의 출발점은 이런 궁금증이었다.

그들을 직접 만나 확인한 결과 대부분 자신에게 철저했다. 나름대로의 확실한 건강비결도 가지고 있었으며 삶의 철학도 뚜렷하다는 인상을 받았다. 그리고 정말 중요한 점은, 그들 모두 자신의 삶에 대해 자긍심과 행복감을 느끼고 있다는 것이었다.

그들을 접하고 나서 저자의 고민은 그들이 건강 노하우를 어떻게 벤치마킹할 것인가에 이르렀다. 많은 사람들은 병에 걸릴 때까지 건강의 소중함을 인식하지 못한다. 그래서 건강할 때 몸을 지켜야 하는 중요성과 우리 몸의 소중함을 깨닫지 못한다.

이제 치료의학의 시대는 낡은 패러다임이 됐다. 물론 환자를 치료하는 중요성이 떨어졌다는 터무니없는 주장을 하려는 것은 아니다. 다만 병에 걸리기 전에 미리 몸을 돌보고 질병으로부터 자신을 지키려는 예방의학의 중요성이 커졌다는 얘기를 하고 싶은 것이다.

요즘 TV를 켜면 건강과 질병을 다루는 프로그램이 많다. 그러나 이런 중요한 '이슈'를 지나치게 오락적으로 접근하는 것 같아서 미덥지 않다. 프로그램 제작자들이 자신의 의도에 맞춰 때로는 음식을, 때로는 운동을 여기저기 짜 맞추기 식으로 건강정보를 만들어 시청자에게 전달하는 게 불안하다는 우려를 지울 수 없다.

예방의학은 그런 게 아니다. 음식과 운동, 마음가짐 등 모든 것이 조화를 이뤄야 비로소 병을 막을 수 있는 것이다. 특정 질환에 좋다는 음식만 지나치게 많이 먹으면 영양불균형으로 인해 다른 병에 걸릴 수 있다. 이 책은 정신과 운동, 음식, 다이어트, 중년 등 5개의 영역으로 세분하여, 독자들이 직접 자신에게 맞는 방법을 골라 자신의 건강을 챙기는 데 작은 도움을 주고자 했다.

이 책 제작에 흔쾌히 동의해 준 명사 열다섯 분과 도움말을 준 의사 분들께도 감사의 말씀을 전하고 싶다. 또한 이 책의 토대가 된 '이 사람의 건강파일' 시리즈를 허락하고 도와준 동아일보 이진녕·정성희 두 부장께도 감사의 말씀을 전한다.

Contents

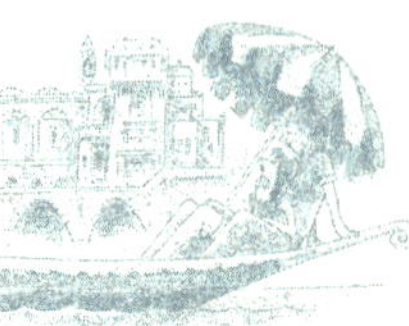

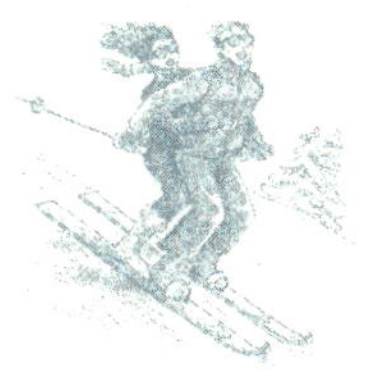

01

정신건강

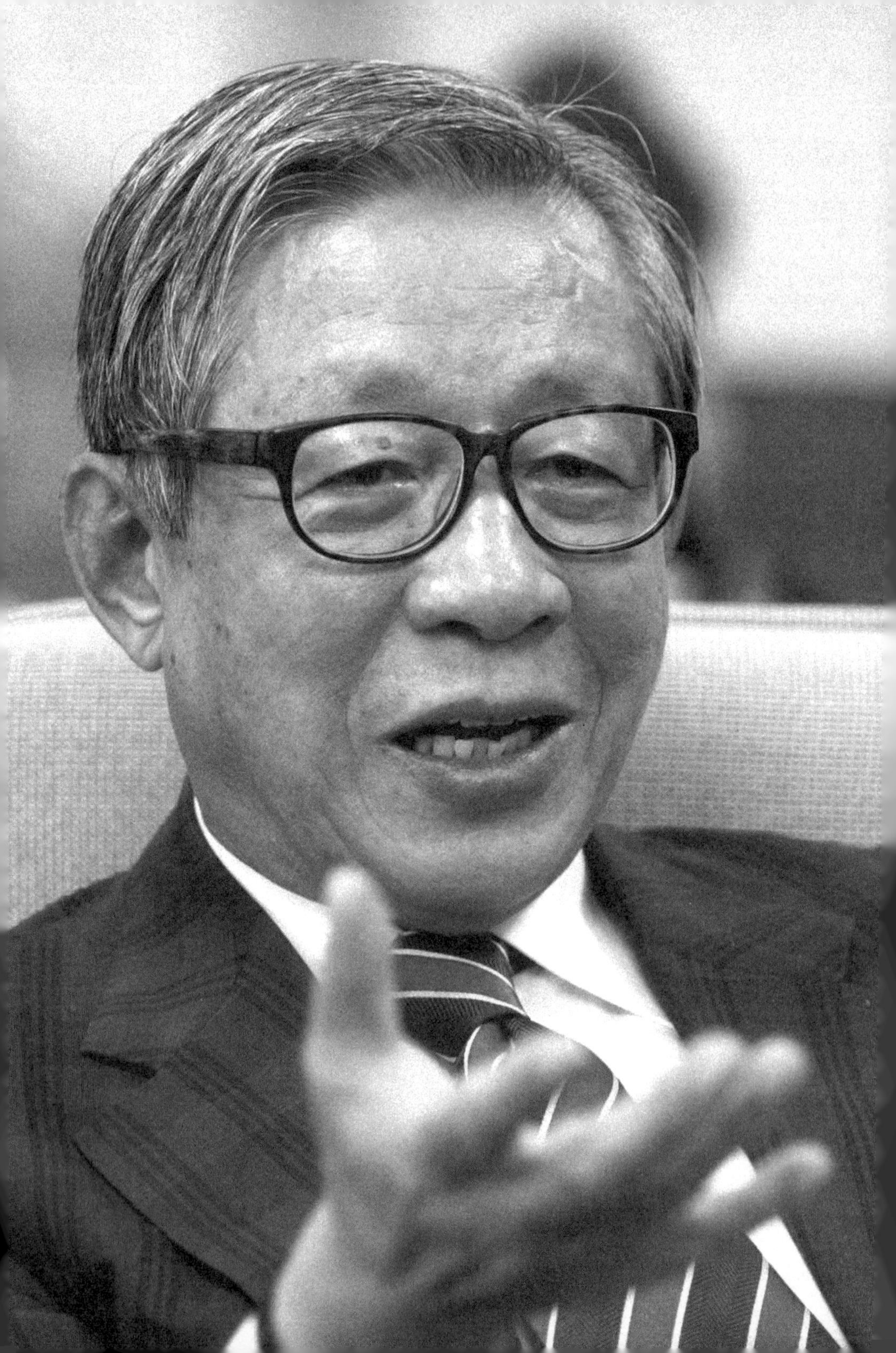

이기려는 탐욕이
불행의 근원

한완상 대한적십자사 총재

벌써 30년도 더 지난 일이다. 한완상 총재(당시 서울대 교수)는 우연히 자정이 넘었는데도 숙제를 하고 있는 둘째 딸을 보게 됐다. 초등학교 2학년밖에 되지 않은 딸은 무슨 숙제가 그렇게 어려운지 끙끙대는 기색이 역력했다. 가까이 가서 숙제가 무엇인지를 확인한 그는 화가 머리끝까지 나서 딸의 공책을 빼앗아 북북 찢어버렸다. 그러고 난 후 "선생님이 뭐라고 야단치면, 서울대 교수인 아빠가 공책을 찢었다고 말해라"고 했다.

그가 공책을 찢어버릴 정도로 화가 난 이유는, 딸이 밤늦게까지 숙제를 해서가 아니라 숙제의 '성격' 때문이었다. 숙제는 아이의 창의력을 요구하는, 고난도의 문제를 푸는 게 아니었다. 딸아이에게 선생님이 낸 숙제는 '5쪽부터 10쪽까지 20번을 똑바로 쓰는 것'이었다. 아이는 글씨를 똑바로 쓰기 위해 쓰고 지우고, 다시 쓰고를 반복하고 있었던 것이다. 도대체 그게 교육에 무슨 보탬이 되는가? 아이에게 그런 숙제는 고문을 하는 것과 뭐 다를 게 없다는 생각이 들었던 것이다.

그는 자신의 아이들에게 늘 "똑똑한 1등이 될 바에는 차라리 인간적인 꼴찌가 되라"고 강조했다. 남을 짓밟으면서 성취할 바에야 그걸 포기하고 주변에 어려운 사람을 돕는 게 훨씬 나은 삶이란 것이다. 그래서 그는 항상 학벌철폐를 주장했다.

2002년 1월 국무회의에서 그(당시 교육부장관)는 '능력사회중심 사회 실현을 위한 학벌문화타파 추진대책'을 보고했다. 이 자리에서 그는 "한국 교육이 정상화되려면 학벌부터 타파해야 한다"고 주장했다. 입사 지원서에서 '학력란'을 폐지하자는 건의도 그때 함께 제출했다. 당시 재정경제부와 기획예산처 장관 등 일부 국무위원들이 "그게 무슨 소리냐?"며 펄쩍 뛰었고 국무총리도 "그런 사안을 불쑥 보고하면 어떻게 하느냐?"며 다른 국무위원들의 편을 들었다. 그의 보고는 '돌출 발언'으로 인식됐고, 결국 그는 재임 8개월 만에 '불명예퇴진' 이란 꼬리표와 함께 장관직을 사퇴했다.

그때를 지금 돌이켜봐도 그 발언은 '돌출발언' 이 아니었으며, 30년 넘게 지켜온 소신이다. 40년 넘게 모아온 책을 자신의 모교인 서울대가 아니라 아무런 인연이 없는 성균관대에 기증을 한 것도 그의 소신을 그대로 반영한다.

"교육이 잘 되려면 크게 3가지 인프라스트럭처를 갖춰야 합니다. 첫째가 하드웨어로, 학교 여건이나 시설 같은 거죠. 둘째는 소프트웨어로, 교육 컨텐츠나 교과 과정입니다. 마지막으로 셋째는 '휴먼웨어' 입니다. 교사의 자질과 사명감이죠. 교사는 분명 노동자이긴 하지만 페스탈로치와 같은 사명감이 없으면 안 됩니다. 인도주의를 바탕에 두고 아이들을 가리켜야 한다는 얘기죠."

이제 70에 가까운 나이지만 그는 아직도 왕성한 활동력을 보이고 있다. 예나 지금이나 사람들의 시선을 의식하지 않고 '소신발언' 을 하는 모습까지도 하나 변하지 않았다.

정신이 편안해야 몸도 건강해

1980년대 후반 그는 한 번 시작하면 몇 게임을 할 정도로 테니스를 많이 즐겼다. 그러던 어느 날 바닥이 시멘트로 된 코트에서 테니스를 하던 중 뜻하지 않은 부상을 당했다. 무리했던 탓일까? 내리 3게임을 했더니 무릎이 시큰거렸던 것이다. 병원에 갔더니 무릎 연골이 모두 닳아버렸다고 했다. 그때 이후로 그는 계단을 오르내리는 것이나 등산 같은 운동은 일부러 하지 않는다. 조금 무리했다 싶으면 무릎에 당장 이상신호가 나타나기 때문이다. 그로 인한 무릎 통증도 통증이지만 자꾸 신경을 쓰느라 심적 스트레스가 더 커지기 때문이다.

그는 육체적 질병보다 마음의 평안을 더 중요하게 여긴다. 심적으로 불안하면 우리 몸도 불행해지고, 반대로 정신이 편안해지면 몸도 건강해진다는 것이다. 그는 무릎을 다친 후 50대 중반이란 늦은 나이에 골프를 배웠다. 딱히 운동으로 할 만한 게 없어서, 겸사겸사 걷기 위해서 시작한 운동이었다. 그렇게 시작한 골프에 재미가 붙어 토요일에는 가급적 필드에 나가지만, 평일이나 일요일에는 나가지 않는 것을 원칙으로 하고 있다.

골프하는 과정에서 그의 정신건강 철학을 엿볼 수 있다. 절대 내기를 하지 않는 점이 그것인데, 바로 승리주의^{Triumphantism}를 배격하기 위해서다. 이기기 위해서라면 상대방에게 고통을 주는 것도 별로 개의치 않는다는 자세가 바로 승리주의다. 그는 이런 승리주의가 자신이나 상대방 모두에게 심각한 정서적 악영향을 미친다고 생각한다. 꼭 내기를 해야 할 상황이라면 공이 벙커에 빠지거나 코스를 이탈해 산으로 갔을 때 '공동기금' 을 내는 방법을 쓴다. 그 공동기금은 물론 함께 식사를 하는 데 쓴다.

"내기를 해서 지고 나면 '내가 수준이 낮아서 졌다' 라며 스트레스를 받죠. 반대로 내기에서 이기면 교만함과 미안함 때문에 또 스트레스를 받아요. 왜 고통 받는 제로섬zero sum게임을 해야 합니까? 그냥 우아하게 골프를 하면 결국 나중에는 모두가 이기는 게임인데요. 여유가 있어야 건강에 도움이 되지 않을까요? 그런 여유 없이 서로를 이겨보겠다고 게임을 하면 악순환이 끝나지 않습니다."

승리주의 배격은 질병에도 적용된다. 그는 질병에 대해서도 다른 시각으로 접근할 것을 권한다. 어떤 병이 생겼을 때 '병에 걸렸다' 는 사실만 지나치게 의식할 경우 어떻게든 병을 이기려고만 하는데, 이 역시 부작용이 크게 나타날 수 있다. 그는 병이란 바이러스나 세균이 몸 안에서 비정상적인 활동을 하면서 '욕심을 버리라' 는 사인sign을 보내는 것으로 해석한다.

"1960년대 미국에서 유학생활을 할 때였어요. 좀 과로했다 싶었는데, 코가 먹먹해지더군요. 그 후 벌써 50년 가까이 피곤하면 이런 알레르기 증상이 나타납니다. 처음에는 원인을 찾으려고 했지만 쉽지 않아 포기했어요. 이제는 알레르기가 나타나면 '몸이 안 좋으니 좀 쉬어라' 는 뜻으로 받아들이죠."

그는 자신의 몸 안에 숨어 있는 탐욕부터 없애려고 노력한다. 다른 사람을 지배하거나 더 많이 소유하려는 탐욕이 승리주의를 부르고, 결과적으로 건강을 해치기 때문이다.

탐욕을 다스리는 단전호흡으로 건강관리

요즘 주변을 돌아보면 명성을 얻었다고 교만해지는 사람이 많다. 그러나 그는 그런 사람들의 결말이 꼭 좋지만은 않을 것이라고 생각한다. 지금은 감춰져 있지만 탐욕을 몰아내지 않는 한 언젠가는 드러날 것이란 얘기다. 결국 탐욕을 이기지 않으면 자신도, 다른 사람도 이길 수 없다. 자신을 낮춰야 모두를 이길 수 있다.

"한국기독교장로회 총회장을 지냈던 돌아가신 김재준 목사나 함석헌 선생과 같은 분을 저는 존경합니다. 그런 분의 발자취를 따르려고 애를 쓰는 편이죠. 그분들은 심지어 제자들에게도 자신을 낮추었어요. 거인이 그냥 절로 된 건 아니죠."

탐욕을 없애는 데는 단전호흡이 큰 도움이 된다. 그는 벌써 15년째 새벽마다 하루도 거르지 않고 단전호흡을 하고 있다. 15분 정도 명상을 하면서 숨을 고르는데, 그것만으로 끝나는 것은 아니다. 팔굽혀펴기나 물구나무서기도 자주 한다. 특히 팔굽혀펴기를 할 때는 땅을 손바닥으로 짚지 않고, 손가락 끝으로만 온몸을 지탱하면서 하는데, 최소한 30회는 꼬박꼬박 채운다.

탐욕을 다스린다 해도 '돌발사건'이 발생하면 당황할 수밖에 없다. 이 역시 개인으로서는 상당한 스트레스로 다가온다. 한때 그도 그랬다. 그가 빨간 넥타이만 매도 "빨갱이니까 빨간 넥타이를 맨다"는 식의 비방이 난무한 적이 있었다. 그런 터무니없는 비난을 당할 때는 일절 상대를 하지 않는다. 그냥 허허 웃고 지나가 버린다. 오히려 그럴 듯한 비판이 더 스트레스로 다가온다. 그럴 때는 자신의 욕심 때문에 생긴 비판이 아닌지를 돌아본다.

그는 '소신발언' 때문에 한때 중앙정보부에 끌려가서 고문을 당할 만큼 억울한 일도 많았다. 똑같은 발언을 가지고, 자신의 의도와는 정반대로 나간 언론보도에 대해서도 마음이 상할 때가 적지 않았다. 그러나 섣불리 분노를 터뜨리거나 다른 사람을 원망하지는 않는다.

"우린 좀 억울한 일이 있으면 자신이 가장 억울하다고 생각하죠. 저는 억울한 일을 당할 때 역사를 만든 인물들을 떠올려요. 정말 억울했던 분이 한둘이 아니죠. 예수 또한 30대 중반에 흉악한 음모로 인해 십자가에 못 박히지 않았습니까? 그분들처럼은 못하더라도 최소한 스스로를 다스릴 줄은 알아야죠. 함부로 분노를 터뜨리거나 자신을 다스리지 못하면 지도자 감이 될 수 없어요."

그는 따로 몸에 좋은 음식을 골라 먹지 않는다. 특별히 선호하는 것도 없고 싫어하는 것도 없다. 다만 나이가 들면서 지나친 육식만은 삼가고 있다. 술은 알레르기 때문에 끊었고, 담배는 오래 전 중앙정보부에 끌려갔을 때 끊어버렸다. 그러나 그는 이런 습관이 어느 정도 도움이 됐을 수는 있지만 전적으로 건강에 큰 기여를 했다고는 생각하지 않는다.

그가 대한적십자사 총재라는 자신의 직함에 매우 만족하는 것도 이 때문이다. 대한적십자사란 기구가 다른 사람을 도와주기 위해 존재하는 것이어서, 평소 그의 삶의 철학과 일치하는 부분이 많다. 굳이 욕심을 부려야 할 상황이 생기지 않기 때문에 그 어느 때보다 편안한 나날을 보내고 있다.

요즘 그는 돌아가신 할머니를 떠올린다. 할머니는 쇠죽을 끓일 때 늘 아궁이 앞에서 오랜 시간을 보냈다. 할머니는 아궁이 앞에 쭈그리고 앉아 소나무 장작을 불길에 집어넣으면서 늘 뭔가를 중얼중얼하셨다. 나중에야 알았지만 할머니는 그때 마음속에 있는 욕심을 장작과 함께 불길로 던졌다고 한다.

"할머니처럼 저도 마음속의 욕심을 불 태울 아궁이가 필요한 것 같아요. 아직도 남아 있을지 모르는 탐욕을 모두 버릴 수 있는 그런 아궁이요."

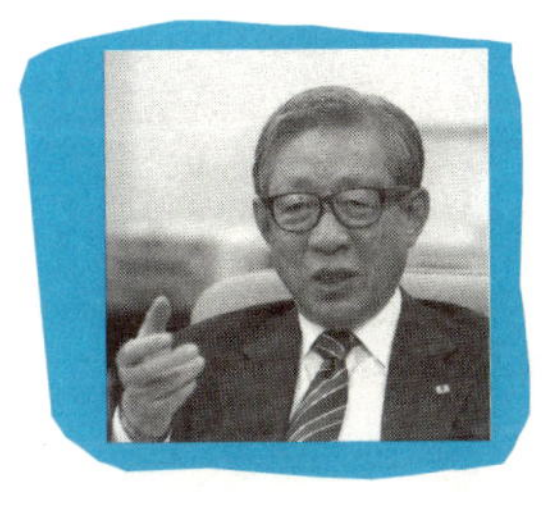

전문가가 보는 한완상의 정신건강법

성균관대 의대 삼성서울병원 정신과
이동수 교수

"한완상 총재의 삶의 방식은 무한경쟁시대에 살고 있는 현대인에게 시사하는 바가 큽니다."

성균관대 의대 삼성서울병원 정신과 이동수 교수는 승리주의를 배격하는 한완상 총재의 생활자세에 대해 "스트레스를 조절하는 자신만의 방법을 이미 터득한 것 같다"고 말했다. 이 교수는 또 "오랜 시간을 훈련해 온 것이기 때문에 하루아침에 일반인이 따라하기에는 쉽지 않은 방법"이라고도 말했다. 그렇다면 한완상 총재의 정신건강법을 보통사람들은 시도할 수 없는 것일까?

"꼭 그런 것은 아닙니다. 적어도 벤치마킹을 할 수는 있겠죠. 한완상 총재의 삶의 자세는 스트레스 조절에 초점이 맞춰져 있습니다. 일반인의 경우 스트레스를 적절하게 조절하고 평소 일에 대해 긍정적인 자세를 갖는 것부터 시작하면, 나중에는 한완상 총재처럼 될 수도 있을 겁니다. 물론 그렇게 하면 삶도 건강해지는 이점이 있죠."

다만 이 교수는 욕심과 탐욕을 버리기 위해 일에 무리하지 않고 단전호흡으로 마음을 가다듬는 한완상 총재의 평소 노력은 지금부터라도 누구나 따라할 수 있다고 말했다. 이 교수는 "평소 무리하지 않으려는 자세는 정신건강뿐 아니라 육체건강에도 매우 좋다"고 말했다. 이 교수는 결국 스트레스를 어떻게 관리하느냐가 건강한 삶의 비법이라고 진단했다.

보통 감정이 격해지거나 위협적인 상황이 되면 우리 몸은 크게 상하는 것을 막기 위해 스스로 조치를 취한다. 교감신경계가 아드레날린을 분비하면서 근육은 긴장하고 심장박동은 더 많이 뛰게 되는 것이다. 의학적으로 이런 상황을 '스트레스반응'이라고 부른다. 흔히 "스트레스 받았다"고 할 때의 상태다.

스트레스는 '몸에 대해 평균 이상의 긴장을 유발하게 하는 부하負荷'라고 정의할 수 있다. 원래 스트레스란 말은 19세기 물리학에서 시작된 개념으로, 외부로부터 주어진 힘 또는 압력을 뜻했다. 이를 1920년에 캐나다의 병리학자 H.셀리에가 현대 의학에 도입하면서 몸 안에서 일어나게 되는 비특이적 반응을 일컫는 말로 널리 보편화된 것이다.

스트레스는 인간의 기능을 방해하는 모든 작용을 의미하며, 사람마다 받아들이는 강도와 의미는 모두 다르게 나타난다. 따라서 스트레스 자체의 크기나 강도보다는 각자가 어떻게 받아들이고 해석하고 판단하느냐에 따라 반응이 나타나게 된다. 외부의 자극에 민감한 사람들은 똑같은 일이라도 남들보다 심하게 상처를 받게 되고 사건 자체를 확대시켜 스트레스를 스스로 재생산하는 경향이 강하다.

스트레스가 나타나면 이를 해소하기 위해 '이완반응'을 유도하는 게 필요하다. 이완반응은 스트레스반응이 일어난 뒤 해소하는 과정에서 발생한다. 심신을 느슨하게 하면 놀라 뛰던 심장박동도 잦아들고 스트레스가 해소되는데, 이런 상황이 이완반응인 것이다. 이완반응이 제대로 이뤄지면 집중력도 좋아지고 불안감이 사라지며 불면증에 시달리던 사람도 깊은 잠을 잘 수 있다. 이완반응은 이미 과학적으로도 입증된 생리 시스템이다.

이 교수는 스트레스와 싸워 이기려고 노력하지 말 것을 권한다. 스트레스가 '제로'인 상태가 반드시 좋은 것만은 아니기 때문이다.

"스트레스가 없다면 건강할 것이라고 많은 사람들이 생각하죠. 그러나 반드시 건강에 좋은 것은 아닙니다. 때로는 스트레스가 없는 권태와 무기력함이 더욱 우리를 힘들게 만들 수도 있죠. 따라서 적절한 스트레스는 자신감을 주고 일의 생산성을 높여주는 등 활력소가 되기도 합니다. 이처럼 건강을 위협하지도 않고 긍정적인 효과를 극대화시킬 수 있는 스트레스를 '최적의 스트레스'라고 부르죠."

그러나 스트레스를 제대로 관리하지 못하면 병으로 이어지기도 한다. 가장 대표적인 것이 '신경성'이란 말이 붙는 질환들로, 실제로 몸이 아프며 다양한 증상이 나타나는 것이다. 이런 증상 중 대표적인 것이 위장장애다. 때로 수험생, 직장인 등 과도한 정신노동자에게는 고혈압이나 심장질환으로 이어지기도 한다. 또 40,50대 중년에게는 과민성장증후군으로 나타나기도 한다. 그뿐만이 아니라 당뇨병을 촉진하기도 하며 보통 노이로제라고 부르는 신경증 등의 문제를 유발한다. 또 최근 들어서는 젊은 남녀에게서 습진과 탈모증세를 유발하기도 하며 발기부전의 한 원인이 되기도 한다.

이 교수는 스트레스를 관리하는 특별한 비법은 없다고 강조한다. 자신의 현재 상태를 감안해서 스트레스 해소법을 찾는 게 좋다는 것이다. 가령 수다를 떨고 났을 때 기분이 좋아지면 말을 많이 하는 게 좋고, 음악을 들었을 때 편안해지면 음악 감상에 빠져볼 것을 권한다.

제대로
명상하기

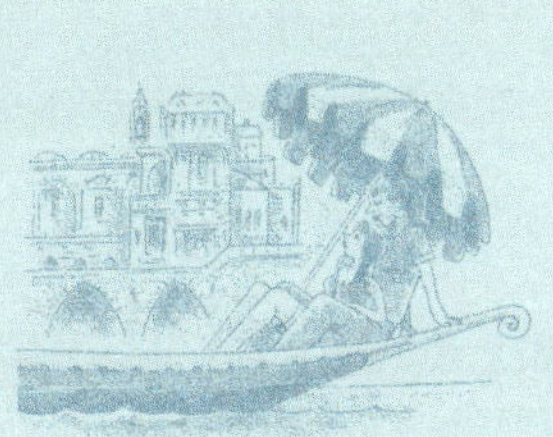

1. 원칙을 따지지 마라.

명상은 큰 준비가 필요 없으면서 심신 이완반응을 얻기 가장 좋은 훈련법이다. 호흡할 때 가능하면 배를 집어넣고 등과 허리를 쫙 편 상태에서 깊이 들이마시려고 노력하면 된다.

2. 너무 조급하면 실패한다.

명상을 할 때 처음부터 많은 것을 얻으려고 하면 조급해지게 된다. 그렇게 되면 효과를 얻을 수 없다. 물론 처음에는 정신집중이 어렵기 때문에 자꾸 딴 생각으로 빠져들 수도 있다. 그러나 그 경우에도 너무 걱정할 필요는 없다. 무슨 생각이든 받아들이겠다는 편안한 마음으로 명상에 임하는 게 좋다.

3. 자신의 수준에 맞게 단계적으로 하라.

맨 처음에는 집중할 대상을 정한다. 어떤 단어나 문구, 이미지, 기도 문, 호흡법 중 한두 가지를 선택해 그것에 전념하면 된다. 가령 '무욕無慾'이란 단어를 선택했으면 편하게 앉아 눈을 감고 생각을 비운 후, '무욕'만을 떠올리려고 노력하면 된다. 이 단계가 지나면 중급 단계로, 자신이 선택한 것에 집중하도록 한다. 이때부터는 '무욕'만을 생각하며 중간에 다른 생각이 끼어든다면 그것을 무시하려고 노력해야 한다. 숨을 내쉴 때에도 '무욕'을 반복하는 게 좋다. 마지막 3단계에서는 명상을 하면서 의도적으로 근육을 이완하고 있다는 생각을 한다. 다른 생각이 끼어들 때는 '다 잘 될 거야'라며 기꺼이 받아들인다.

4. 가능하다면 규칙적으로 하라.

어느 정도 익숙해지면 상관없지만 기왕이면 하루에 1,2회는 규칙적으로 하는 게 좋다. 처음에는 각각 5~10분을 유지하도록 하고, 차츰 시간을 늘려 3단계에 이르면 매회 10~20분은 명상을 하도록 한다.

5. 조용한 곳에서 평화롭게 하라.

숙련된 사람이야 어디서든 바로 명상에 돌입할 수 있지만 초보자들은 불가능하다. 따라서 처음에는 사람들이 오가지 않는 곳에서 하는 게 좋다. 그리고 전화 코드는 모두 빼놓고 출입문도 잠그는 게 좋다. 낯선 곳보다는 평소 많이 생활하는, 친숙한 장소에서 시작하도록 하고, 반드시 "나는 지금 평화롭다"라는 마인드컨트롤을 해야 한다. 그렇지 않으면 그냥 눈만 감고 있는 것과 별반 다르지 않다.

자세는 크게 상관이 없지만, 처음에 할 때는 가급적 가부좌를 틀고 앉아서 하는 게 좋다. 시간 역시 상관 없지만 초보자의 경우 아침식 사 전이나 자기 직전 하는 게 하루를 시작하고 마감하는 의미가 있 어 권할 만하다.

6. 복식호흡, 처음에는 누워서 하라.

초보자가 복식호흡에 도전하려면 훈련이 필요하다. 먼저 편안한 자 세로 천장을 보고 눕는다. 이어 눈을 감고 왼손을 배꼽 바로 아래 단 전에 올려놓고 오른손을 가슴에 올려놓는다. 그 다음 숨을 들이마시 는데, 이때 손의 미세한 움직임에 집중해야 한다. 반드시 왼손이 먼 저 올라가고 이어 오른손이 올라가야 한다. 숨은 1분에 15~20회, 다 시 말해 한 번 들숨날숨을 하는데 3~4초 정도가 적당하다.

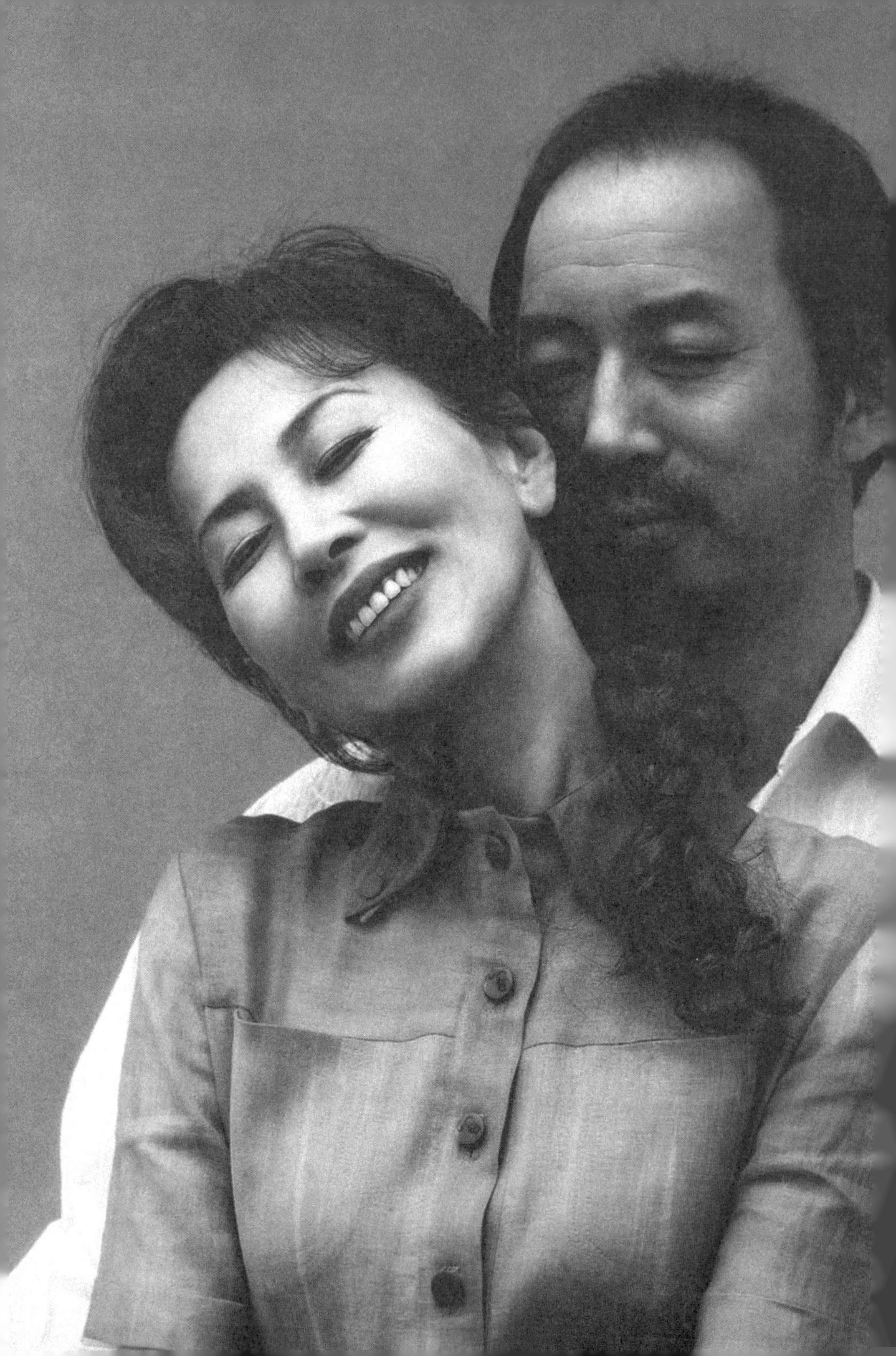

가장 중요한 것은
나만의 건강철학

손 숙 연극배우

2003년 말 연극 '매디슨카운티의 추억'에서 관객들은 40대 주부 프란체스카에 빠져들었다. 당시 프란체스카 역을 맡았던 배우 손 숙은 환갑에 가까웠지만 관객 중 그 누구도 그의 육체적 나이를 느끼지 못했다.

파격은 계속됐다. 2005년 5월 '셜리 발렌타인'에서 그는 또 한 번의 변신을 감행해 비키니 수영복 차림으로 무대에 올랐다. 몸무게 47kg에 군살 하나 없는 팔뚝, 그리고 잘록한 허리…… 관객들은 2, 30대 여성과 전혀 다를 바 없는 그의 몸매에 놀라고, 그의 나이가 예순을 넘겼다는 사실에 또 한 번 놀랐다.

몸매만 젊은 게 아니다. 그는 맘만 먹으면 이틀 정도는 꼬박 밤을 샐 수 있는 강인한 체력을 가지고 있다. 벌써 40년 간 연극무대에 섰으며, 라디오 방송진행자로서도 15년 넘게 쉬지 않고 활동해 왔다. 연극과 방송이 겹치는 날에는 하루에도 대여섯 시간을 강행군이라도 하듯이 생활해야 한다. 가냘픈 그의 몸을 보면 금방이라도 '픽' 하고 쓰러질 것 같은데, 지금까지 단 한 번도 병으로 누워본 적이 없다.

하지만 원래 그의 체질이 강인했던 것은 아니다. 초등학교 시절에는 교실보다 양호실에 누워 있는 날이 더 많았을 정도로 허약한 소녀였다. 봄만 되면 얼굴에 버짐 꽃이 피었고, 늘 빈혈 기운이 사라지지 않았다. 얼마나 몸이 약했으면 중학교에 입학한 후 6개월 만에 휴학을 해야 했을까?

"그때는 정말 병든 닭이나 다름없었어요. 게다가 성격도 아주 내성적이고 예민했지요. 스트레스를 많이 받거나 속이 상하면 밥도 먹지 않고 짜증내며 '밥 유세'를 떨어 할머니의 속을 많이도 긁었죠."

성장하면서 허약체질은 바뀌었지만 마음고생은 더 심했다. 유년기에 가족 문제로 홍역을 앓더니 결혼생활도 그리 평탄하지는 않았다. 한때는 경제적으로 매우 어려운 시기를 맞기도 했다. 또 김대중 정부 시절에는 최단명 장관이라는 수모를 맛봐야 했다.

"힘든 시기를 겪으면서 '이런 성격으로 세상을 살아갈 수 있을까?' 하는 생각을 했어요. 스트레스가 너무 심해 며칠 동안 잠을 이루지 못하는 날도 많았어요. 세월이 흐르면서 각진 돌의 모서리가 닳는 것처럼 저도 둥글둥글해진 걸까요? 어느 순간부터 자정능력이 생기더니, 그렇게 낯가림이 심했던 성격이 바뀌더군요."

나이가 들면서 추해지지 말자는 결심이 마음을 평정하는 데 큰 도움이 됐다. 그래서였을까? 언젠가부터 사람을 미워하지 않게 됐다. 물론 잔머리를 굴리고 제 잇속만 챙기는 사람들은 여전히 싫다. 그래서 그런 사람들은 아예 마음에 담지 않기 위해서 머리 속에서 바로 지워버린다.

토막 잠으로 챙기는 아날로그 건강법

그의 건강철학 중심에는 '정신이 건강하면 몸도 건강하다' 는 원칙이 있다. 그래서 그는 디지털시대에 아날로그 건강을 지향한다. 잠자고 일어나면 새로운 유행이 생겨나는 데 그 모든 걸 따라잡을 수는 없는 일. 차라리 세상의 유행에 무관심한 게 더 낫다. 또 인터

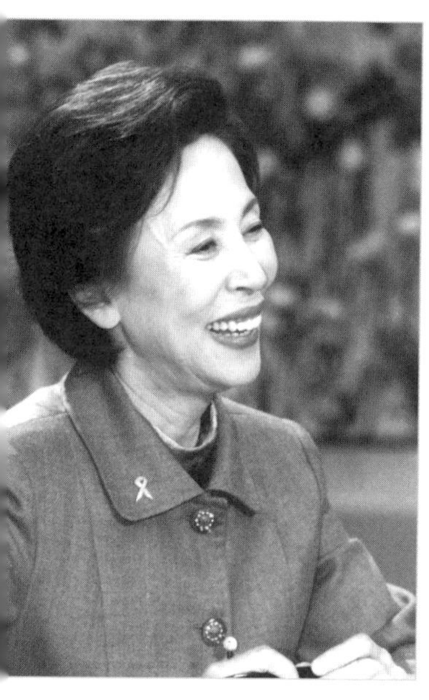

넷도 e메일을 주고받을 수 있으면 된다. 굳이 그 이상 알고 싶지도 않고 또 알 필요도 느끼지 않는다. 건강을 챙겨야겠다며 따로 계획을 세우지도 않고 건강정보에도 별로 관심이 없다. 명상이나 요가와 같은, 요즘 인기를 끌고 있는 웰빙 운동에도 심드렁하다. 오히려 최근 불고 있는 건강열풍이 못마땅하다.

"지나치게 건강에 신경을 쓰면 오히려 건강을 해칠 거라는 생각이 들어요. 몸짱도 건강에 대한 집착이 만들어낸 허상 아니겠어요? 유행과 문명에 민감하기보다는 자신만의 건강철학을 갖는 게 더 중요한 것 같아요."

그의 아날로그 건강은 평소 일거수일투족에서 절로 드러난다. 그는 토막 잠을 즐기기로 유명하다. 장소를 가리지 않고 아무데서나 엉덩이를 붙이면 잘 잔다. 비행기를 타면 이륙하기 전에 안전벨트를 매고 바로 잠에 빠져드는데, 땅에 내리기 전까지 깨는 법이 없다.

개인적인 약속이 있어 혼자 승용차를 타고 갈 때도 비슷하다. 미리 도착한 뒤 주차장에 차를 세우고 그냥 그 안에서 쓰러져 잔다.

그를 아는 주변 사람들은 그 모습에 혀를 내두른다. 그러나 그렇게 토막 잠을 자고 나면 스트레스가 확 사라지는 기분을 느끼는 걸 어떻게 하겠는가? 실제로 그는 스트레스를 받으면 잡다한 생각은 미뤄두고 일단 잠부터 자고 본다.

그렇다고 잠 때문에 약속시간을 어기거나 하는 경우는 거의 없다. 그를 알고 지내는 사람들은 수십 년 동안 약속시간에 늦는 그의 모습을 본 사람은 별로 없다고 한다. 그럴 수밖에 없는 게, 그는 항상 30분 정도 일찍 도착해 차를 마시거나 책을 읽는다. 미리 약속장소에 도착하는 것은 불안의 요소를 아예 없애기 위한 그만의 건강 전략이다.

"불안해지면 여유가 사라져요. 저는 약속장소까지 30분 걸릴 것 같으면 1시간 전에 출발합니다. 그래야 차가 막히더라도 제시간에 도착할 수 있으니까 불안할 이유가 없죠."

이처럼 그는 스트레스가 생길 상황을 미연에 차단하는 데 공을 많이 쏟는다. 가만히 두면 스트레스는 마음을 어지럽히고 정신건강을 해치기 때문이다. 그가 유일하게 '즐기는' 운동인 골프를 할 때도 마찬가지다. 그는 늘 '골프장의 기쁨조'라고 자신을 표현한다. 함께 골프를 하는 멤버의 기분을 즐겁게 하는 게 그의 역할이다. 캐디들도 그의 말을 들으면 '깔깔' 거리고 웃는다. 왜 스트레스를 받으면서 운동을 하는가? 만약 스트레스를 받았다면 그는 골프를 당장 관뒀을 것이다.

그는 처음 골프를 배울 때도, 처음 필드에 나갈 때도 스트레스를 받은 적이 없다. 몇 년 간 별 뜻 없이 골프클럽을 차 트렁크에 싣고 다닌 적이 있었다. 물론 골프를 배워야겠다는 생각이 있어서 그런 것은 아니었다. 차 트렁크에 골프클럽이 있다는 사실도 잊고 지냈으니까 말이다. 그 무렵은 개인적으로 힘겨운 시기를 견디고 있었던 차였다. 그때 지인들이 "그럴 땐 골프가 좋다"며 권유에 못 이겨 연습장에 갔다. 미운 사람 때리는 셈 치고 공을 열심히 쳤지만 별 재미를 느낄 수 없었다. "나 안 해"라며 골프클럽을 내던지는 그를 주변 사람들이 필드로 데려갔다. 그런데 그곳에 '천국'이 있었다. 근사한 나무와 드넓은 초원을 보자 스트레스가 모두 사라지는 기분을 느꼈다.

골프를 해본 사람이라면 18홀을 도는 동안 초보자는 긴장 때문에 웃을 기회가 전혀 없다는 사실을 안다. 그러나 그는 내내 깔깔거렸다. 공중으로 날아가야 할 공이 떼구루루 굴러만 가는데도 그 모습까지 신기하고 재미있어 했다. 당시 동행했던 개그우먼 김미화 씨는 "공을 굴리면서 언니처럼 재미있어 하는 사람은 처음 봤다"고 말했을 정도였다. 요즘에도 1주일에 한 번 정도 필드에 나가지만 스코어에 얽매이는 법은 없다.

스트레스 없이 즐겁게 일하는 것이 건강의 첫걸음

그가 목숨처럼 소중하게 여기는 연극 무대에서도 스트레스는 생길 수 있다. 살아오면서 항상 그에게 힘을 주고 전환점을 만들어준 것은 연극이었다. 무대에만 서면 모든 고민이 사라지면서 즐겁고, 비로소 살아 있음을 느낀다. 그는 '연극인' 이란 표현도 싫어한다. 왠지 은퇴한 배우란 느낌이 들기 때문이다. 그렇게 오래 방송활동을 해왔지만 스튜디오에서는 연극무대에서 느끼는 희열을 얻지 못한다. 그처럼 소중한 연극을 잃지 않기 위해서라도 스트레스 관리에 철저하다.

"일은 열심히 하는 것보다 즐겁게 하는 게 더 중요합니다. 왜 죽기 살기로 일을 하나요? 지나치게 사명감을 갖고 일에 빠지면 몸과 마음 모두에 좋지 않아요. 일은 휴식과 조화를 이뤄야 합니다."

연극 연습을 하다 보면 자정을 앞두고 끝낼 때가 비일비재하다. 모든 단원들이 지쳐서 파김치가 되기도 하지만 숨 막힐 듯한 긴장감이 더 큰 스트레스가 된다. 그럴 때면 그는 단원들을 데리고 노래방에 간다. 일단 노래방에 가면 자정을 넘기는 것은 기본이다. '적당히' 란 단어는 이미 그들의 사전에 없다. 다음날 몸이 힘들 수

도 있지만 일단 모든 걱정은 접고 내처 새벽 두세 시까지 놀아버린
다. 그렇게 해서 스트레스가 풀리고 컨디션이 좋아진다면 이틀 밤
새는 것쯤이 무슨 대수이겠는가? 그러나 즐겁지 않은 자리에서는
단 10분도 버티지 못하고 지겨움을 느낀다.

스트레스는 만들지 않는 게 가장 현명한 방법이다. 그는 연극 연
습을 하면서 분위기를 먼저 깨는 경우가 많다. 단원들이 한창 연습
에 몰두하고 있는데, 불쑥 "빨리 끝내고 놀러 가자"라며 목청을 높
인다. 단원들이 "우리 그만 연습하면 안 될까요?"라고 먼저 말을
꺼내는 것은 현실적으로 어렵기 때문이다. 요컨대 상사의 배려가
동료와 후배의 스트레스를 미연에 방지하는 데 큰 도움이 된다.

"일반 직장에서도 마찬가지일 겁니다. 회의를 할 때나 업무를 지
시할 때 상사가 너그럽게 대해 주면 분위기가 훨씬 좋아지지 않을
까요? 부하 직원들을 닦달하지 말고 풀어주세요. 그러면 오히려 부
하 직원들은 더욱 일을 신명나게 하고 능률도 오르지 않겠어요?"

그래도 스트레스가 해소되지 않거나 일상생활의 피로가 진흙처
럼 달라붙는다면 방문 걸어 잠그고 독서 삼매경에 빠져든다. 평소
읽고 싶었던 책 두세 권을 단번에 독파해 버린다. 때로는 실컷 잠
을 자고 일어나 한가롭게 목욕을 하기도 한다. 그러면 몸과 마음이
모두 개운해진다. 그러나 그렇게 해도 스트레스가 풀리지 않았다

면, 1년에 한두 차례 낯선 이국땅으로 여행을 떠난다. 언젠가 그렇게 떠난 하와이에서, 새벽잠을 자던 친구에게 전화를 걸어 단잠을 깨웠다. 하와이의 노을이 너무 아름다워 혼자만 감상하기에는 아까워서 그럴 수밖에 없었다나.

하와이의 노을을 보고 감상에 빠져드는 그는 아직도 10대 소녀의 심성을 가지고 있다. 그래서 그는 아직도 맑은 정신을 가졌다. 그는 주변 사람에게 그리스의 해변에서 죽음까지 넘어서는 사랑을 하고 싶다고 말할 만큼 로맨틱하고 열정적인 연애를 동경한다. 그가 열연했던 모노드라마 '셜리 발렌타인'의 주인공 셜리를 많이 닮았다. 극 중에서 셜리는 남편과 자식에게 매여 살면서 "내가 원한 삶은 이게 아닌데……"라며 벽을 상대로 넋두리를 하다 마침내 권태로운 일상을 훌훌 털고 그리스로 떠난다. 그곳에서 '코스타'란 남자를 만나 해변에서 사랑을 나눈다.

"꼭 이룰 수 있는 사랑이라고 생각해서 주변 사람에게 그런 말을 한 것은 아니에요. 그러나 그런 꿈을 꾸면서 즐거운 것은 사실이잖아요. 가수 장사익 씨와 소설가 양귀자 씨가 저보고 '평생 철이 안 들 여자'라고 하더군요. 정말 제가 나잇값 못하고 주책을 부리는 건가요?"

그는 자신의 나이를 의식하지 않는다. 사람을 대할 때나 일에 임

할 때도 속상한 것은 아예 보지도, 다가서지도 않는다. 심술궂은
사람을 보고 있으면 자신의 얼굴도 심술궂게 변하고, 흐트러진 일
을 보면 자신의 마음도 흐트러진다고 믿기 때문이다. 방송을 할 때
가장 먼저 하는 일이 책상정리인 이유도 주변이 어질러져 있으면
마음이 어지럽기 때문이다.

그런 그녀가 빼놓지 않는 일이 봉사활동이다. 봉사활동은 어느
덧 그의 일상이 돼 버렸는지도 모른다. 그는 현재 자선단체인 '아
름다운 가게'의 공동대표를 맡고 있다. 이 가게는 2005년 10월 창
립 3주년을 맞았다. 그동안 전국 21개 도시 50개 매장과 나눔 장터
에서 7만 5,000여 명이 기증한 760여만 점이 새로운 주인을 찾아갔
다. 재활용품 판매로 얻은 수익금 8억 5,000여만 원은 우리 주변의
어려운 이웃은 물론 남아시아 지진해일 피해지역에도 전달됐다.
그는 아름다운 가게를 떠올리고, 가게가 번창하는 것을 볼 때마다
행복하다. 아름다운 가게에서의 아름다운 노후를 그는 지금 꿈꾸
고 있다.

"나이 들어서 할 수 있는 게 뭐가 있겠어요? 돈 많은 거요? 아닙
니다. 자원봉사입니다. 얼마나 감사하고 즐거운 일인가요? 직접 나
서 보세요. 그럼 건강해질 겁니다."

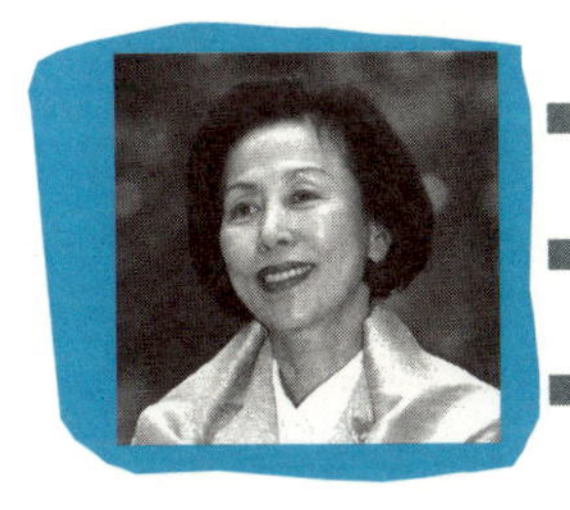

전문가가 보는 손 숙의 정신건강법

서울대병원 신경정신과
권준수 교수

"손숙 씨는 평소의 삶 그 자체가 정신건강에 아주 좋습니다. 특히 봉사활동은 인간으로서의 존귀함을 느끼게 하기 때문에 가장 좋은 정신건강법으로 보입니다."

서울대병원 신경정신과 권준수 교수는 전체적으로 손숙 씨의 정신건강 점수를 높게 매겼다. 권 교수는 특히 봉사활동에 높은 점수를 준다. 다른 사람에게 봉사한다는 행위 자체가 인간으로서의 존귀함을 느끼게 하기 때문에 정신건강을 생각한다면 봉사활동을 하라고 권 교수는 권한다.

토막 잠을 잘 자는 손숙 씨의 습관은 의학적으로도 매우 좋다. 깨어 있을 때는 부지런히 몸을 움직이고, 밤에 충분히 잠을 자는 게 정신건강의 기본이다.

"잠은 뇌를 쉬게 하는 작용을 합니다. 밤에 깊은 잠을 잘 때 뇌는 깨어 있을 때의 경험을 기억의 창고에 저장해 두죠. 만약 잠을 자지 않는다면 사람이 기억할 수 있는 분량은 그리 많지 않을 겁니다. 또 잠을 자는 동안 낮 동안의 과도한 자극이 걸러지고 피로감이 줄어듭니다. 토막 잠도 마찬가지입니다. 틈나는 대로 잠을 잔다는 것은 뇌의 피로도 틈틈이 풀 수 있다는 거죠.”

손숙 씨가 약속시간보다 일찍 도착하는 거나 평소 정리정돈을 잘하는 생활습관 역시 의학적으로 정신건강에 무척 좋다. 사실 이런 부분은 사람마다 성격차가 있어 어떤 사람은 쉽게 따라하기 힘든 부분이기도 하다. 그러나 생활하는 데 지장을 주지 않는다면 이런 습관은 여유로움을 갖게 해 결과적으로 정신건강에 도움이 된다.

특히 정리정돈을 한다는 것은 무엇인가를 매듭짓는다는 의미가 있다. 실타래처럼 얼기설기 뭉친 잡다한 생각들을 하나씩 정리하면서 그 과정에서 어수선한 마음도 정리될 수 있다.

“평소 지중해에서 뜨거운 연애를 꿈꾸는 것과 같은 소녀 취향을 간직하는 것 또한 의학적으로 정신건강에 도움이 됩니다. 현실의 불만과 어려움을 일시적으로 해소시켜 정신적인 카타르시스 작용을 촉진하는 효과가 있죠. 현실에서 이룰 수 없는 내용을 자주 상상하는 것 또한 이런 차원에서 정신건강에 도움이 될 수 있습니다.”

스트레스에 대한 태도도 바꾸는 게 좋다. 의학적으로 스트레스는 ‘생명체’에 가해지는 외부의 자극이다. 생명체라면 누구나 느낀다는 얘기인데, 그렇다면 스트레스를 없애려 하는 것은 무의미할 뿐 아니라 불가능하다. 권 교수는 적당한 스트레스는 즐기고 과도한 스트레스는 즉각 해소하는 쪽으로 인식을 전환할 것을 주문한다. 적당한 스트레스는 생활에 활력을 주는 순기능을 하기도 한다.

"스트레스 해소법이라고 해서 따로 정해진 것은 없습니다. 자신만의 방법을 찾는 게 가장 중요합니다. 예를 들어 친구를 만나 수다를 떨거나 노래방에서 실컷 노래를 부르는 것도 아주 좋습니다. 술을 먹고 어린아이처럼 마냥 까부는 것도 괜찮은 방법이라고 보입니다."

정신건강은 개인의 성격이나 주변 환경으로부터 받는 영향이 매우 크다. 일반적으로 여유 있고 느긋한 성격일수록 마음이 편해지기 때문에 집착을 버리려고 노력할 것을 권 교수는 권한다.

"자신은 별로 집착하지 않는 성격이라고 말하는 사람도 실제로는 그렇지 않은 경우가 많습니다. 돈, 명예, 승진, 자식, 학벌 등에 예민하지는 않은지 스스로를 돌아볼 필요가 있습니다. 집착을 버리는 데는 명상이 큰 도움이 됩니다."

최근 정신의학에서도 명상의 효용을 높이 평가하고 있는 추세다. 명상을 할 때는 욕심내지 말고 천천히 연습하는 마음으로 임하는 게 좋다. 잡념이 사라지고 온몸에 긴장이 풀리고 편안해진 상태를 상상하도록 한다. 그러면서 그 분위기에 빠져들면 된다. 결국 자신에게 심신이 편안하다는 최면을 거는 것이다. 명상을 할 때는 스트레칭과 복식호흡을 병행하는 게 좋다.

정신장애 환자가 늘고 있다. 물론 정신장애는 뇌의 이상으로 인해 생기는 병이지만 주변의 환경이나 자신의 성격에 의해 많은 영향을 받는다. 따라서 평소보다 짜증이 많이 나거나 두통, 불면증 등 신체적 증상이 심해졌다면 그 원인이 성격 등 내부에 있는 것은 아닌지 생각해 봐야 한다. 정신과를 방문해 전문가로부터 조언을 받는 것도 좋은 방법이다.

직장스트레스 받지 않기

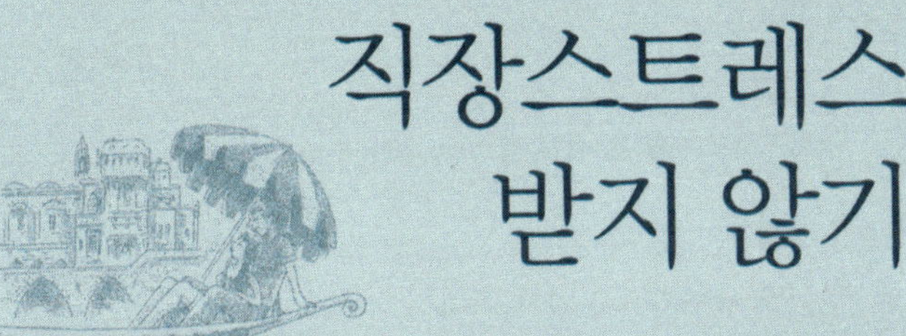

1. 직장스트레스 원리를 알자.

직장스트레스Job Stress · 직무스트레스는 업무량과 노동 강도를 의미하는 '직무요구도', 재량권을 의미하는 '직무자율성', 주변에서 얼마나 인정해 주는가를 나타내는 '사회적 지지도'의 조합에 의해 결정된다. 직무요구도가 높고 직무자율성이 낮으며 사회적 지지도가 떨어질수록 스트레스가 높다. 꼭 일이 많다고 해서 직장스트레스가 높은 것은 아니다. 일반적으로 중간관리자의 직장스트레스가 가장 높은 수준이며 평사원일수록 낮다.

2. 악화시키지 않으려면 감정적으로 대하지 마라.

직장스트레스는 업무 역량보다는 개인의 성격으로 인해 더 악화되는 경우가 많다. 상사가 리더십이 없어서 미워하는 게 아니라 잔소리를 많이 하는 스타일 때문에 싫은 것이다. 또 부하 직원을 미워하는 것도 일을 못해서가 아니라 말대답을 많이 해서인 경우가 많다.

3. 회사 내에서 다 풀어라.

회사 안에서 쌓인 직장스트레스를 집에까지 가지고 가면 가족에게
도 스트레스가 전염된다. 이렇게 되면 본인도 스트레스를 풀지 못
하고, 온 가족이 스트레스를 갖게 된다.

4. 무심코 넋두리하지 말고 화내지 마라.

직장스트레스를 극복하려면 우선 말과 행동 방식부터 고쳐야 한다.
무심코 "정말 죽겠네"라고 말하는 넋두리도 좋지 않다. 폭식을 하는
습관은 더 큰 스트레스로 이어진다. 스트레스를 잘 받는 사람일수록
화도 많이 내는 경향이 있다. 화내기 전에 심호흡을 먼저 해볼 것을
권한다.

5. 취미생활을 만들어라.

취미를 갖거나 운동을 하는 것, 애완동물을 키우는 것과 같은 새로운
재미를 만들면 직장에서 생긴 스트레스는 많이 잊을 수 있다. 자신이
가장 행복할 수 있는 순간을 찾아 그걸로 스트레스를 해소하면 된다.

6. 칭찬은 동료들 앞에서, 나무랄 때는 따로 불러서 하라.

부하 직원에 대한 칭찬은 결국 자신을 위한 것이란 사실을 인식해야
한다. 칭찬을 하면 부하 직원의 실적이 좋아지고, 결과적으로 자신도
좋은 평가를 받기 때문이다. 칭찬할 때는 상대방의 눈을 보면서 하도
록 한다. 또한 그 즉시 여러 사람 앞에서 하는 게 좋다. 나무랄 일이

있을 때는 따로 불러서 먼저 칭찬을 하고 난 뒤, 꾸짖는 게 좋다.

7. **상사에게 항의할 때는 정중하게 하라.**

상사의 지시에 무조건 "예"를 반복하면 스트레스가 가중된다. 아니라고 판단될 때는 정중하지만 단호하게 "아니요"라고 말할 수 있어야 한다. 하지만 이때, 주어를 가려 쓰고 자신을 낮춰야 한다. 가령 "부장님은 왜 제 보고서만 문제 삼습니까?"라고 말하는 것보다는 "제가 생각하기로는 부장님께서 이 부분 때문에 그러시는 것 같은데 제 애기를 들으면 생각이 달라질 수도 있을 것 같습니다"라고 말하라. 흥분할 것 같으면 아무 말을 하지 않는 게 오히려 낫다.

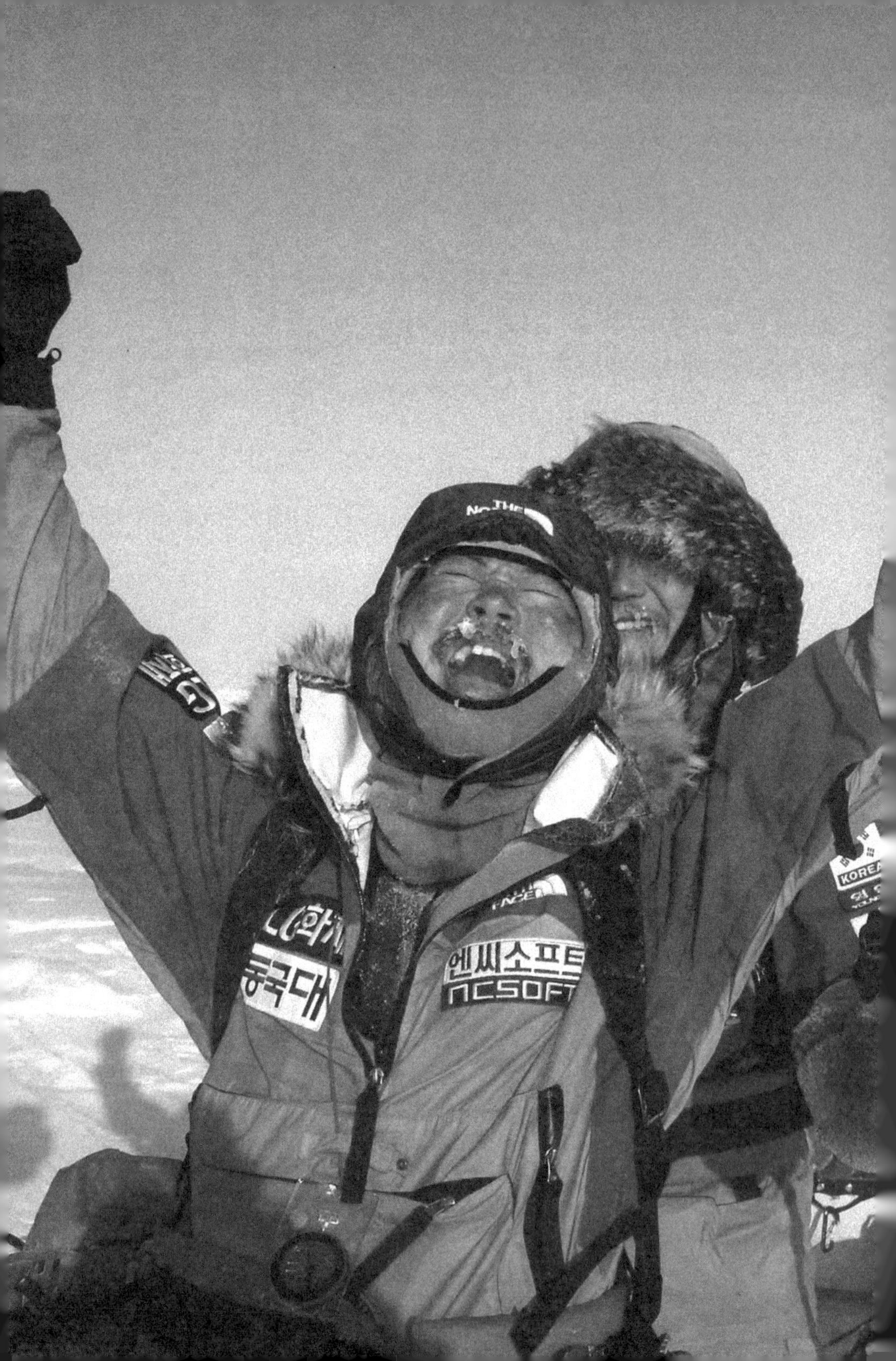

몸도 마음도
상식을 깨는 사람

박영석 산악인

북극점 원정 54일째인 2005년 5월 1일 오전 11시 45분. 활주로처럼 평평한 얼음판이 눈앞에 펼쳐졌다. 원정대장 박영석은 GPS를 꺼내들었다. 정확하게 90도 00.000분을 가리켰다. 마침내 북극점을 밟은 것이다. 그를 비롯한 모든 대원들은 서로 얼싸안고 아이들처럼 뛰었다. 꿈에도 그리던 '산악 그랜드슬램'을 세계 최초로 달성하는 순간이었다. 그의 말처럼 한국인들이 역사를 새로 쓰는 순간이기도 했다.

그로부터 한 달 정도가 지난 후 세계에서도 그의 성과를 인정했다. 산악탐험 분야에서 독보적인 권위를 자랑하는 '에베레스트뉴스닷컴'에서 한 달간 검증작업을 벌였지만 아무런 흠도 발견하지 못했다. 에베레스트뉴스닷컴은 전 세계 산악인들이 기상과 등반 상황을 교신하는 일종의 사령부 같은 곳으로, 현재 유일한 공인기구로 인정받고 있다. 바로 그 에베레스트뉴스닷컴에서 "박영석이 히말라야 8000m급 14좌, 세계 7대륙 최고봉 그리고 지구 3극점에 모두 오른 지구상 최초의 인간이 됐다"라고 보도한 것이다.

보통사람으로서는 상상도 못할 위업이다. 사실 그의 삶 자체가 보통사람으로서는 이해하지 못할 부분이 많다. 목숨이 걸린 산악탐험을 일상의 삶처럼 받아들이고 있는 것이나 도심보다 산에 머무는 기간이 훨씬 긴 것만 봐도 그렇다. 그러나 단지 산을 좋아해서 그런 것이라고 해석할 수는 없다. 그의 삶은 온통 '파격'으로 일관돼 있다.

2005년 9월, 그의 모교인 동국대병원에서 그의 몸을 분석하는 '철인분석' 검진 프로젝트를 실시했다. 결과에서 가장 두드러진 점은, '무 산소 역치閾値율'이 보통사람들의 평균 수준인 40~60%를 훨씬 초과하는 78%로 나왔다는 것이다. 이것은 근육 내 산소량이 어느 정도 떨어질 때까지 몸이 버티는가를 뜻하는 수치다. 풀어 말하자면 보통사람들은 산소가 40~60%가 떨어지면 몸에 노폐물이 쌓이면서 신진대사에 문제가 생기지만, 그는 78%까지 산소가 없어도 운동에 전혀 지장이 없다는 뜻이다. 한라산을 오를 때 사람들이 4~5회 쉬는 동안, 그는 정상까지 한 번도 쉬지 않고 오를 수 있다는 뜻도 된다.

이런 점만 봐도 당연히 그의 체력이 '철인'과 같을 것이며, 웬만하면 병 같은 것에는 걸리지도 않을 것이라고 생각할 수 있다. 그러나 그런 추측은 모두 틀렸다. 그는 알고 보면 '작은 종합병원'이다. 오래전부터 당뇨병, 관절염, 고지혈증, 고 콜레스테롤과 같은 성인병 증세가 있었다.

그러면서도 그는 아직까지 건강을 크게 개의치 않는다. 몸 챙기라면서 누군가 사 준 붕어 즙은 벌써 1년 가까이 냉장고에서 썩고 있다. 병원에서 약을 줘도 끝까지 먹어본 적이 거의 없다. 보통 해외 원정 가기 전에 병원에 들르면 의사는 잊지 말고 약을 먹어야 한다며 3개월 치를 준다. 그러나 그가 먹는 양은 채 1주일 분량도 되지 않는다.

특별한 삶 속에 감춰진 평범한 일상

해외 원정을 갈 때야 그렇다 쳐도 다시 '일상'으로 돌아왔을 때

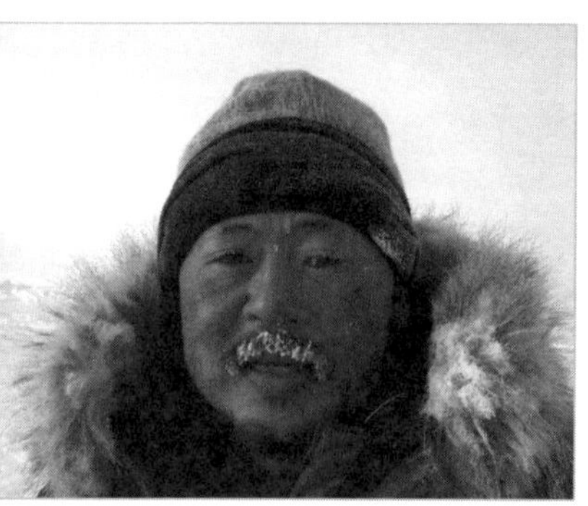

도 그는 따로 몸 관리를 하지 않는다. 물론 영양 관리를 하는 법도 없다. 오히려 성인병에는 자제해야 할, 보신탕이나 수육 등과 같은 고열량 식품을 즐겨 먹으면서 5kg 정도 살을 더 찌운다. 술도 1주일에 4~5회를 먹는데, 일단 마시면 2병 정도는 거뜬하게 비운다. 체력을 보강하겠다고 운동을 하는 경우도 없다.

"원정을 끝내고 돌아오면 다음 원정을 대비해 열심히 운동할 거라고 많은 사람들이 생각하더군요. 그렇지만 대부분 그냥 쉽니다. 북한산 몇 차례 등반하는 정도인데, 그것도 쉬기 위해서라고 봐야 할 거예요. 몇 달 동안 원정을 끝내고 오면 보통 15~20kg은 빠져요. 그때는 성인병도 거의 대부분 사라지고 정상으로 돌아와요. 원정 자체가 다이어트이자 운동인 셈이죠."

그의 '파격' 행진은 몸에서도 나타난다. 그렇게 산악탐험을 많이 했기 때문에 근력이 상당히 발달했을 것 같지만 일반인과 비교했을 때 다른 점이 없다. 오히려 검진 프로젝트에서는 동년배 남성보다 떨어지는 것으로 나타났다. 특히 무릎을 펴거나 웅크리는 근육의 경우 동년배 남성의 평균치인 185~259%도 되지 않는 181%로 측정됐다. 쪼그려 뛰기 같은 얼차려를 똑같이 받는다면 그가 먼저 지친다는 얘기다.

그의 '정신 상태'가 일반인과 다를 것이라고 생각한다면 그것도 틀렸다. 검진 프로젝트에서 500개의 설문과 270여 개의 주관식 문제, 40년의 삶을 돌아보는 2시간의 상담 끝에 내린 결론은 '지극히 평범하다'였다. 그랜드 슬램을 달성했을 때도 가장 먼저 외쳤던 게, 가장 사랑하는 아들의 이름이었다는 것만 봐도 그가 얼마나 평범한지 알 수 있다.

그러나 그는 평범하지 않다. 일반인의 상식으로는 이해할 수 없는 '현실을 초월한 맑음'이 있다. 바로 그런 성격이 그동안의 모진 원정을 가능케 하는 원동력일 수도 있다. 그의 맑은 성격을 알 수 있는 대목이 있다.

그랜드 슬램을 달성한 직후 그의 몸값은 천정부지로 치솟았다. 그 무렵 한 기업체로부터 강연을 해달라는 제의가 왔다. 원래 사람들 앞에 서는 것이나 공식석상에 나가는 것을 싫어하는 그인지라 정중하게 제의를 거절했다. 그런데도 그 기업체에서는 하루가 멀다 하고 전화를 걸어왔다. 그러면서 강연료를 최대한으로 올려주겠다며 1,000만 원을 제의했다. 그는 고민하지도 않고 그 자리에서 바로 거절했다.

"저는 산을 타는 사람입니다. 그런 사람이 경제적 논리로 세상을 산다는 것은 일탈이 아닐까요? 강연 몇 번 나간 후 유명해졌다고 거들먹거리는 사람들을 본 적이 있어요. 나까지 그럴 수는 없죠. 상식적으로 생각해 볼 때 돈 독이 오르고 계산적으로 변한 그런 모습을 히말라야 신이 그냥 두겠습니까?"

이처럼 산은 그를 '세상물정 모르는' 아이처럼 변모시켰다. 그에게 모든 삶의 기준은 산이 된다. 세상 사람들에게 돈이 중요할지 모르지만 그에게 돈이 상식으로 통하지 않는 것도 그 때문이다. 1989년 봄 히말라야의 랑시샤리2봉(6427m)을 오른 뒤 돈이 다 떨어져 시계와 등산복을 팔아 돌아왔고, 그해 겨울 랑탕리(7205m)를 등정한 뒤에는 결혼 예물을 살 돈으로 비행기표를 끊었다는 일화는 유명하다. 자신의 집을 팔아 원정비용을 마련한 적도 있다. 2004년 서울 성북구 월곡동에 마련한 아파트에는 험상궂게 생긴 후배들이 하도 드나들어 이웃들이 '조폭' 은신처로 오해하기도 했다.

우리의 생활을 편하게 해주는 첨단문명 또한 그에게는 불편한 존재일 뿐이다. 회색 콘크리트 빌딩에 형형색색의 자동차들, 사람들로 바글바글하는 도시는 그 자체로 스트레스다. 여기저기서 울려대는 휴대전화 소리도 신경을 긁는다. 길어야 1주일 정도 머무는 도시에서는 이처럼 눈을 뜨고 있는 것부터가 피곤하다. 맑음과는 너무 거리가 먼, '혼탁한' 도시의 기운을 느끼고 있으면 머리가 온통 희뿌옇게 변해 버린다.

 그래서 그는 쉴 때도 도시에 머물기보다는 산으로 간다. 주로 북한산에 많이 가는데, 그곳에 가면 다시 마음이 편안해진다. 그러나 그것도 잠시, 산 아래 펼쳐진 도시를 보면 아찔하다는 생각이 든다. 다른 등산객들은 그 풍광을 보고 '전망이 멋있다'고 하지만 그는 다르다. 저 희뿌연 공기 속에서 살고 있다는 생각만으로도 머리가 어지럽고 하산하기가 싫어진다. 그래서 조금이라도 좋은 공기를 더 마실 요량으로 한 번 호흡할 것을 두세 번 호흡한다.

 "도시에만 내려오면 빨리 산으로 돌아가고 싶어요. 산 밑에도 삶이 있듯이 산 위에도 또 하나의 제 삶이 있기 때문이죠. 솔직히 말하면 도시보다 산이 훨씬 편하긴 하지만요. 어느 곳을 가든 자연이란 존재는 똑같이 살갑게 느껴져요. 그곳은 늘 조용하고 신선한 공기를 공급하죠. 계절에 따라 푸른 기운, 하얀 기운처럼 다채롭게 변화하는 것도 일품이고요."

 산 사나이라서 그런 것일까? 그를 TV로만 본 사람들은 깔끔한 그의 모습을 기억하지 못한다. 당연히 그가 그런 모습으로 인터뷰를 한 적이 없기 때문이다. 그는 방송국에서 인터뷰 요청이 올 때도 절대 스튜디오로 나가지 않는다. 인위적으로 가공된 '불순한' 모습이 싫기 때문이다. 그래서 그를 다룬 TV 프로그램은 모두 위태위태한 모습이 그대로 드러나는 다큐멘터리일 수밖에 없는 것이다. 여기에 그의 깊은 뜻이 숨어 있다는 것을 사람들은 모른다.

꿈과 희망을 심어주는 사람이 되고파

언젠가 K2를 오를 때 아들을 대동한 적이 있다. 이 역시 TV를 통해 생생하게 시청자들이 있는 안방에 방영됐다. 그는 '저 사람이 아버지가 맞아?' 라는 생각이 들만큼 아들을 혹독하게 다뤘다. 실제로 그 프로그램을 본 지인들이 나중에 그에게 "아이에게 너무 야박하게 대하는 모습은 보여주지 마라. 그런 모습이 다른 사람들한테 나쁘게 보인다"고 말했다. 그러나 그는 개의치 않았다. 오히려 시청자가 전화를 걸어와 "우리 아이도 그렇게 훈련시키고 싶은데 방법이 없겠느냐?"고 물어오기도 했다.

사실 아이를 그렇게 '막' 대한 것은 그만의 독특한 사랑 표현이었다. 그는 평소 대한민국의 아이들에게 연민을 넘어 불쌍하다는 생각을 한다. 만날 방에 처박혀 온라인 게임이나 하고 이 학원 저 학원을 다니느라 매일 지쳐 있는 모습이 안타깝기 그지없다. 그는, 자신의 아이만은 그렇게 키우고 싶지 않다. 그리고 한국의 아이들과 부모에게 강하게 성장하는 게 어떤 것인지를 보여주고 싶었다. 아들의 힘겨운 K2 등정을 가감 없이 보여준 것은 다 그런 이유였다.

강함을 요구하는 아버지를 따라 처음에는 힘들고 좌절했지만 바로 강하게 응해 오는 아들을 볼 때 더욱 뿌듯한 것도 같은 맥락이다.

"아이들은 이 나라의 미래이며 전부입니다. 그런데 정서는 메말라 있고 패기는 다 사라졌어요. 자연에서부터 너무 멀어진 때문이죠. 아이들은 자연과 함께 살아야 합니다. 그 아이들에게 꿈과 희망을 주고 개척정신을 북돋울 수 있는 일을 하고 싶어요."

다른 강연은 다 거절하면서도 유독 어린이와 청소년 행사에는 모두 참가하는 것도 아이들을 강하게 키우는 데 보탬이 되기 위해서다. 그는 지금 2006년에 아이들과 함께 히말라야 산맥을 오르는 프로그램을 기획하고 있다. 매달 1박 2일 야영을 하고, 방학 때는 4박 5일 정도 집중 야영훈련을 하면서 식량준비, 행정계획 등 모든 과정을 아이들이 직접 나눠하도록 할 계획이다.

그랜드슬램을 달성했다고 해서 그가 항상 성공한 것만은 아니다. 지금까지 그는 히말라야 산맥과 극지방 원정에서 14번을 실패한 경험이 있다. 죽을 고비도 수없이 맞아야 했다. 그럴 때면 그 역시 보통사람과 크게 다르지 않았다. 그때마다 자연에 대한 두려움보다 포기하고 싶은 유혹과 싸우는 게 더 힘들었다. 이처럼 그는 모든 병이 마음에서 온다고 믿는다.

산을 오래 다니면서 그는 산을 닮아갔다. 항상 복잡하지 않고 단순하게 생각하자는 그의 성격도 그래서 만들어진 것이다. 그는 사람들 앞에서 스스럼없이 스스로를 단순하다고 말한다. 삶에 있어서나 건강에 있어서나 그의 철학 역시 단순하게 '스트레스를 받지 말자'다. 공식석상에 서지 않는 것도 사람 앞에 서면 하지 않아도 될 말을 해야 한다는 스트레스를 받지 않기 위해서다. 또 1,000만 원의 강연료를 마다한 것도 돈에 얽힌 스트레스를 만들지 않기 위해서다.

"가난한 마음은 병을 만들어요. 늘 편하게 마음먹는 게 좋죠. 평소 술을 많이 마시는 사람은 항상 '간이 나쁜 것은 아닐까' 하고 걱정을 하죠. 그러나 건강검진에서 간의 효소수치가 정상으로 나오면 마음이 놓이지 않나요? 그것과 같은 이치 같아요. 걱정하면 걱정할수록 마음은 가난해지고 병이 생기는 거죠."

그 역시 술을 마신 다음날 혈당이 250mg/dL를 넘어설 때도 있다. 보통 식전을 기준으로 했을 때 정상 혈당이 70~110mg/dL 정도인 점을 감안하면 위험한 정도라고 볼 수도 있다. 그래서 은근히 걱정이 되기도 하지만 그래도 아직까지는 좋은 사람들과의 술자리를 피하고 싶지는 않다.

"그동안 산을 오르면서 보낸 아까운 목숨이 일곱입니다. 등반을 할 때는 늘 그들의 모습이 아른거려요. 그 사람들을 기억하는 한 죽을 때까지 산에 오를 겁니다. 다시 짐을 꾸려야죠."

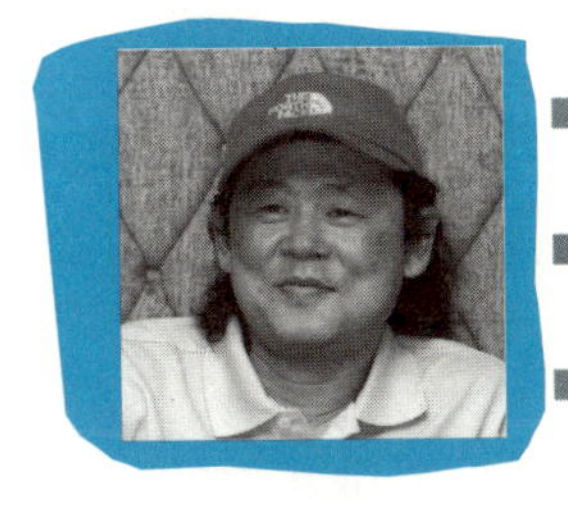

전문가가 보는 박영석의 정신세계

동국대 일산병원 신경정신과
정인원 교수

"박영석 씨에게는 어떤 일을 성취하려는 야심이 높고, 그 야심을 달성하기 위해 끈기와 인내력을 가지고 원하는 일을 완벽하게 하려고 노력하는 기질이 있습니다."

박영석 씨의 정신세계를 분석한 동국대 일산병원 신경정신과 정인원 교수의 평가다. 정 교수는 박영석 씨를 상대로 심리와 인지능력을 측정하기 위한, 500개의 객관식 문항으로 구성된 설문조사와 270개의 주관식 문항으로 구성된 심층조사를 벌였으며, 이와 별도로 지난 40년간의 삶을 돌아보는 2시간의 상담을 했다.

그 결과 그의 등반에는 성취욕과 그것을 달성하기 위한 노력이 원동력이 됐다는 것이 증명됐다. 그의 성격에 대한 또 다른 분석도 나왔다.

"박영석 씨는 자율성이 매우 강하고 연대감이 크며 새로운 상황에 대한 적응력이 높아요. 또 협소한 인간의 개별적인 세계를 넘어

우주적이고 생명 중심적인 세계에 대해서도 관심이 많습니다. 성공 또는 실패에 대한 것보다 그것에 최선을 다하는 것 자체에 더 큰 의미를 두고 있었어요.”

그랜드슬램을 달성할 정도면 ‘헝그리 정신’이 매우 강하고 집안 환경도 자유분방한 상황에서 자랐을 것이라고 사람들은 생각한다. 그러나 상담과정에서 나타난 박영석 씨의 가정환경은 정반대였다. 아버지는 엄했다. 물론 그러면서도 ‘속정’은 깊어 드러내지는 않았지만 한 발짝 떨어져서 자식을 지켜보는 편이었다. 반면 어머니는 자상하고 헌신적이었다. 다시 말해 박영석 씨는 지극히 평범한 가정에서 자라났다는 것이다.

정 교수는 “박영석 씨는 지극히 평범하고 건전한 사고를 지닌 사람”이라고 평가했다. 원만한 대인관계를 유지하고 사람을 만날 때 매우 신중한 태도를 가진 것도 이와 비슷한 맥락이다. 그러나 그런 평범한 배경이 오히려 그를 ‘대 탐험가’로 만들었다고 정 교수는 분석한다. 아버지의 장점이 모험심, 어머니의 장점이 리더십으로 나타났다는 것이다.

그러나 특이한 점이 없지는 않다. 분석결과 박영석 씨는 어렸을 때부터 일상적인 일보다 자극적이고 모험을 요구하는 일에 흥미를 보이거나 몰두했다는 것이다. 특히 그 누구에게도 지기 싫어하는 강한 승부욕이 있었다. 그런 성격은 그가 또래 아이들과 어울려 놀 때도 아무도 오르지 못하는 높은 나무에 혼자 올라갔을 때 뿌듯함을 느꼈다고 말한데서도 알 수 있다.

정 교수는 박영석 씨가 자신의 정체성을 찾기 위해 피나는 사투를 벌임으로써 그랜드슬램을 달성할 수 있었다고 추정했다.

"박영석 씨는 산악 그랜드슬램을 달성한 후에도 그 업적이 인류 최초라는 것에 의의를 두기보다 산악계의 살아 있는 전설인 라인홀트 매쓰너가 못한 일을 자신이 해냈다는데 더 큰 의의를 두고 있었죠. 다시 말해 그랜드슬램이란 위대한 일을 달성하는 순간에도 그의 무의식은 매쓰너와의 경쟁에 몰두했던 겁니다. 그런 과정을 통해 자신의 정체성을 찾아가고 있었던 거죠."

정 교수는 그의 정체성 찾기는 아버지로부터 무의식적으로 독립해 자아를 확립하려는 삶의 여정으로 분석했다. 그는 무의식의 세계에서 미지의 삶에 대한 탐험을 함으로써, 자신도 인지하지 못하는 성장욕구를 승화시켜, 인간적으로 성숙한 사람이 되려고 했던 것이라는 게 정 교수의 분석이다.

박영석 씨의 경우를 일반인에게 적용하면 어떨까. 정 교수는 "충분히 가능하다"고 말했다.

"아이를 키울 때 탐구정신을 키워주기 위해 새로운 것에 자꾸 도전하도록 기회를 줘야 합니다. 굳이 과학적인 주제나 어려운 학문을 말하는 것은 아닙니다. 그냥 친구들과 사귀는 것에 있어서도 새로운 것을 추구하도록 북돋워야 한다는 거죠. 이를테면 호기심을 유도하라는 겁니다. 성인이라 해도 이것은 마찬가지예요. 자꾸 새로운 것을 찾으려고 하다 보면 작은 것보다 큰 것을 보게 됩니다."

정 교수는 박영석 씨가 모든 것에 털털하고 욕심이 없는 것도 새로운 것을 추구하면서 생긴 부산물이라고 평가했다. 다른 사람들이 안 보는 것, 우주적인 것에 신경을 쓰다 보니 보통사람들이 신경 쓰는 것을 '작은 것'이라고 여기게 돼 집착도 없어졌다는 얘기다. 정 교수는 "이런 현상을 역으로 본다면 평소에 우리가 작은 것에 집착을 하지 않는다면 마음이 편해진다는 해석이 가능하다"고 말했다.

맑고 편하게 살기 7계명

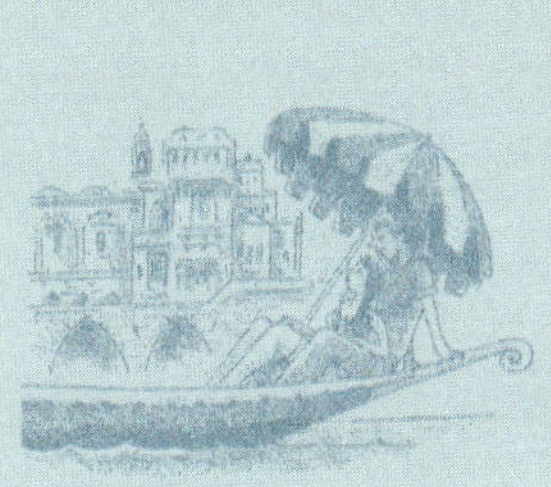

1. 특효약을 기대하지 말자.

살면서 스트레스를 안 받거나 스트레스를 받았을 때 치료할 수 있는 특효약은 없다. 몸이 조금 안 좋다고, 열 받았다고 특효약을 찾지 말고 자신에게 가장 맞는 해소법을 스스로 찾아 실천해야 한다.

2. 적당한 운동으로 피로와 긴장을 풀자.

운동은 스트레스로 인해 생기는 각종 생화학적 부산물을 없애고 피로와 긴장을 풀어준다. 최소한 1주일에 2회는 자신이 좋아하는 운동을 지속적으로 하는 것이 좋다.

3. 잠을 충분히 자자.

뇌가 적절하게 휴식을 취하지 못하면 생화학적, 전기적인 균형을 잃어 신경이 날카로워져, 업무 중 착오를 일으키기 쉽다. 밤에는 7~9시간 정도 충분히 자도록 하고, 그러지 못했다면 낮에 30분 정도 토막 잠이라도 자라. 다만 1시간 이상 되는 낮잠은 수면리듬이 깨질 수 있어 좋지 않다.

4. 제대로, 잘 먹자.

체력이 떨어지면 아무리 정신무장을 한다 해도 스트레스에 맞설 수 없다. 따라서 영양분을 충분히 공급해야 한다. 균형 잡힌 식사와 신선한 야채, 과일 섬유질 등을 많이 섭취해야 한다.

5. 적절히 휴식을 취하자.

피로에 지친 몸과 마음으로는 건강해질 수 없다. 몸이 피곤하다는 것은 면역력이 떨어졌으며 질병에 걸릴 수 있다는 경고 신호이기도 하다. 따라서 휴식만큼은 건강에 좋은 게 없다.

6. 자기성찰의 시간을 가지자.

자신을 돌아보는 것은 스스로를 반성하고 가다듬을 수 있는 계기가 된다. 동시에 이를 통해 마음을 안정시킬 수도 있다. 명상이나 복식호흡 등에 익숙해지면 골치 아픈 일이 생겨도 의연해질 수 있다.

7. 친한 사람들과 많이 만나라.

사람들과 수다를 떨면 스트레스가 많이 사라진다. 또 이런 과정에서 새로운 활력소를 찾을 수도 있다. 다만 불필요하게 지나친 술자리는 피하는 게 좋다.

나의 정신은 건강할까? 간단한 테스트
를 통해 나의 정신건강은 몇 점인지 알
아보자.

최근 2~3주 전부터 오늘까지의 생활을 떠올리며, 다음 20개의 질문에 대답해 보자.

	예	아니오
1. 일에 집중하기 어렵다.	☐	☐
2. 걱정 때문에 잠을 잘 못 잔 적이 많다.	☐	☐
3. 내가 쓸모없다고 느낀다.	☐	☐
4. 어떤 일을 결정 내리기가 힘들다.	☐	☐
5. 자주 긴장감을 느낀다.	☐	☐
6. 어려움을 극복할 수 없다고 느낀 적이 많다.	☐	☐
7. 일상적인 활동이 즐겁지 않다.	☐	☐
8. 문제가 생기면 해결하기보다는 피한다.	☐	☐
9. 우울하고 불행하다고 많이 느낀다.	☐	☐
10. 자신감이 없어진 것 같다.	☐	☐
11. 예전보다 외출이 줄어들었다.	☐	☐
12. 인생이 절망적으로 느껴진다.	☐	☐
13. 신경이 쓰여서 힘들다고 느낀 적이 많다.	☐	☐
14. 밤에 잠을 설치거나 제대로 못 잔 경우가 많다.	☐	☐
15. 일처리가 다른 사람에 비해 느리다.	☐	☐
16. 가까운 사람들에게 애정을 느낄 수가 없다.	☐	☐
17. 미래가 절망적으로 보인다.	☐	☐
18. 부지런히 생활하거나 일에 전념할 수 없다.	☐	☐
19. 다른 사람과 잘 지내는 것이 어렵게 느껴진다.	☐	☐
20. 전반적으로 내가 일을 잘 하지 못한다고 느껴진다.	☐	☐

해당사항이 5개 미만이라면 안심해도 좋을 것 같다. 그러나 5~10개라면 아직 적신호까지는 아니더라도 신중하게 자신을 더 들여다 봐야 한다. 그렇지만 만약 13개를 넘어섰다면 우울증이나 다른 정신장애가 있을 가능성이 있으므로, 신경정신과를 찾아 상담을 받는 게 좋다.

〈진단 2. 우울증 여부 진단〉

정신장애의 가장 대표적인 질환은 우울증이다. 정신건강 진단에서 '합격점'을 받았다 해도 우울증 여부는 따로 체크해 보는 게 좋다. 다음 진단 표에서 자신에게 해당되는 사항을 표시하면 된다. 다만 모든 질문에는 '냉정하게' 대답을 해야 한다.

	예	아니오
1. 미래를 생각하면 암울하다.	☐	☐
2. 두통, 소화불량, 변비 등 건강이 무척 신경 쓰인다.	☐	☐
3. 다른 사람보다 실패를 더 많이 한 것처럼 느껴진다.	☐	☐
4. 내가 나이 들고 매력 없이 보일까 봐 많이 걱정된다.	☐	☐
5. 자주 죄책감을 느끼고 벌을 받을 거라 생각한다.	☐	☐
6. 나 자신의 약점이나 실수에 매우 자책하고 실망스럽다.	☐	☐
7. 이렇게 사느니 자살하는 게 낫겠다는 생각이 든다.	☐	☐
8. 일에 대해 결정을 내리지 못하고 미룬다.	☐	☐
9. 최근 심하게 피곤하고 잘 못 잔다.	☐	☐
10. 신경질적이고 짜증을 자주 낸다.	☐	☐
11. 다른 사람들에 대한 관심이 크게 줄었다.	☐	☐
12. 최근 식욕 또는 몸무게가 줄었다.	☐	☐

	예	아니오
13. 예전보다 자주 많이 운다.	☐	☐
14. 섹스에 대한 관심이 줄었다.	☐	☐

해당사항이 3개 이하라면 우울증과 전혀 관계가 없다. 그러나 3개를 넘어섰다면 우울증이 생길 가능성을 배제할 수 없다. 또 6개가 넘는다면 우울증으로 발전했을 수 있으며, 9개 이상이라면 우울증으로 추정된다.

내 정신건강 점수나 우울증 자가진단에서 별 문제가 없다면, 현재 당신의 정신건강 점수는 100점 만점에 70점 이상으로 볼 수 있다. 그러나 정신건강 점수에서 아무런 문제가 없던 사람이 우울증 가능성이 있다고 나올 수도 있다. 이는 행복에 대한 만족감이 개인에 따라 다르기 때문이다. 특히 이런 경우는 주부에게서 많이 나타난다. 이런 경우 스스로의 내면을 들여다 볼 필요가 있다. 이를 위해서는 정신분석을 받아야 하는데, 먼저 자신의 현재 상태가 어떤지를 따져봐야 한다.

┌─ 〈진단 3. **정신분석 받아야 할까**〉

다음 10개의 질문은 마음 상태를 반영하는 내용들이다. 전문가들은 이중 5개 이상에 해당한다면 명상 등을 통해 마음을 다스리고, 7개 이상이라면 전문가의 도움을 받아 정신분석을 꼭 해보기를 권하고 있다.

	예	아니오
1. 특별히 어려운 일이 없는데도 조금은 불안하다.	☐	☐
2. 내가 정말 원하는 일을 하고 있는가 하는 의문이 들 때가 있다.	☐	☐
3. 내 꿈과 현재의 내 모습은 많은 차이가 있다.	☐	☐

4. 필요 이상으로 화를 내거나 슬퍼질 때가 있으며 왜 그러는지

　이해하기 힘들다.

5. 사람들을 만날 때 그들이 나를 싫어할까 봐 예민해진다.

6. 내가 하는 일에 대해 확신을 갖기 어렵다.

7. 내가 원해서 하는 일이 아니라 해야 할 일이기 때문에 하는 것뿐이다.

8. 어떤 일을 하다 실패하면 큰 벌을 받거나 심한 수치심을 느낄 것 같다.

9. 가끔 억제하기 힘든 수준의 분노가 치밀어 오를 때가 있다.

10. 나에 대해 고민을 많이 해보지만 뚜렷한 대답을 얻기 어렵고

　갈수록 오리무중이다.

3가지 진단 모두에서 합격 점수를 받았다면 현재 정신건강 점수는 80점을 넘어선다고 볼 수 있다. 현대를 살아가는 직장인이라면 또 하나의 경우를 체크하고 넘어가는 것이 좋다.

⟨진단 4. **직무스트레스 측정**⟩

직무상 스트레스를 얼마나 받고 있느냐 하는 것을 측정하는 것이다. 직장에서 스트레스를 받기 때문에 '정신건강은 문제없는데 우울증이 있다' 로 체크되거나 '정신분석을 받아야 한다' 라는 결과가 나올 수도 있다.

따라서 일로 인해 생기는 스트레스에 대한 체크를 해봐야 한다. 나의 직무스트레스 정도를 체크해보자. 17개의 질문에 대해 각각 '그렇다(2점)' , '보통이다(1점)' , '아니다(0점)' 을 고른다.

그렇다　　보통이다　　아니다

1. 일이 많아 항상 시간에 쫓긴다.　　☐　☐　☐

2. 업무량이 예전보다 늘었다.　　☐　☐　☐

3. 직장과 가정에 모두 잘하기가 힘들다.　　☐　☐　☐

4. 내 업무는 창의력, 고도의 기술과 지식을 요구한다.　　☐　☐　☐

5. 업무와 관련해 결정권과 영향력을 행사할 수 없다.　　☐　☐　☐

6. 상사가 업무를 이행하는 데 도움이 안 된다.　　☐　☐　☐

7. 동료가 업무를 이행하는 데 도움이 안 된다.　　☐　☐　☐

8. 내가 힘들 때 고충을 알아주고 이해해 주는 사람이 없다.　　☐　☐　☐

9. 구조조정 등 근무조건의 변화가 예상돼 직장이 불안하고
   미래가 불투명하다.　　☐　☐　☐

10. 우리 회사의 인사제도는 공정하고 합리적이지 못하다.　　☐　☐　☐

11. 업무 수행에 필요한 제반 지원이 잘 이뤄지지 않는다.　　☐　☐　☐

12. 다른 부서와 업무 협조가 잘 이뤄지지 않고 마찰이 있다.　　☐　☐　☐

13. 일에 대한 내 아이디어를 반영하는 기회와 통로가 없다.　　☐　☐　☐

14. 직장의 분위기가 수직적이고 보수적이다.　　☐　☐　☐

15. 나는 내 능력에 맞게 직장에서 존중과 신임을 받지 못한다.　　☐　☐　☐

16. 회식자리가 불편하다.　　☐　☐　☐

17. 남성 또는 여성이란 이유로 불이익을 받는다.　　☐　☐　☐

총점이 10점 이하면 직무스트레스가 적은 편이므로 신경을 쓰지 않아도 좋다. 10~15점
은 주의해야 할 시점이고, 15~20점이면 해결책을 찾아야 할 시점이다. 이때는 스트레스
의 원인부터 찾아야 한다. 20점을 넘으면 정신적 압박감, 신경질, 각종 신체증상 등 직
무스트레스 부작용이 나타날 것이다. 25점 이상이면 스트레스 클리닉을 찾는 게 좋다.

지금까지 4개의 검사에서 모두 합격점을 받았다면 현재 당신의 건강 점수는 최소

한 90점은 넘는다. 당신은 지금 행복하게 살고 있으며, 건강한 정신을 가지고 있으므로 걱정할 필요가 없다. 1개를 제외하고 나머지 검사에서는 모두 합격점을 받았다면, 그래도 80점은 된다. 그러나 겨우 2개만이 합격점이라면 65~70점 수준이다. 1개만 합격점을 받았다면 50점 수준에 불과하다. 만약 1개도 합격점을 못 받았다면 50점 이하로 지극히 정신건강이 불안한 상태라고 보면 된다. 이때는 빨리 전문가와 상담을 받는 게 좋다.

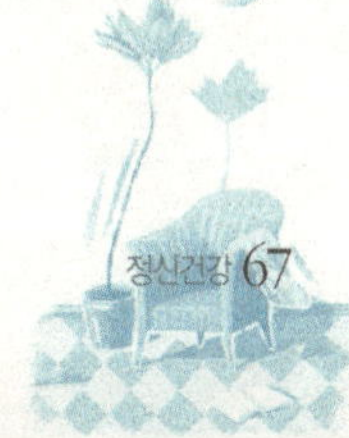

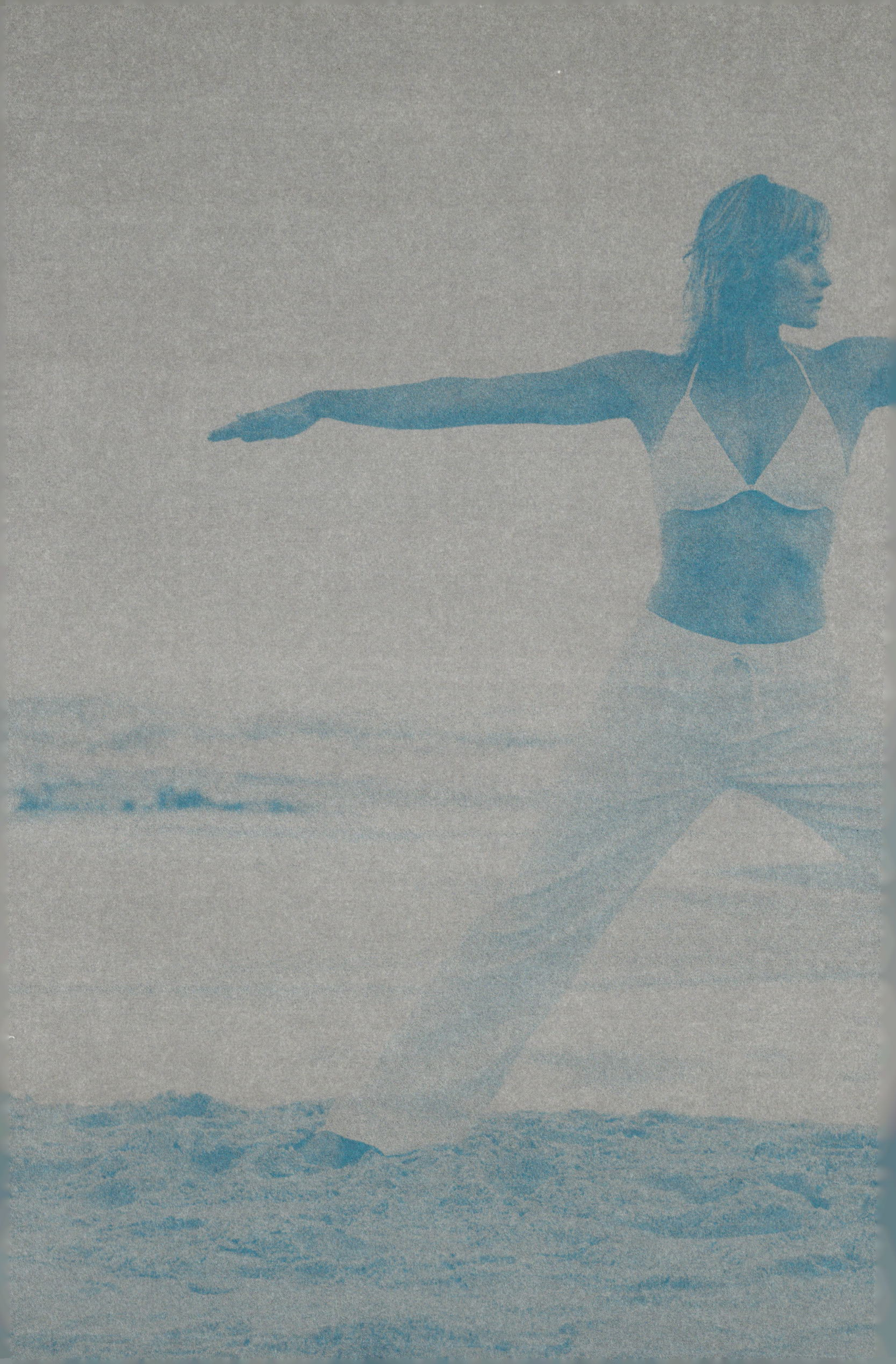

02

운동건강

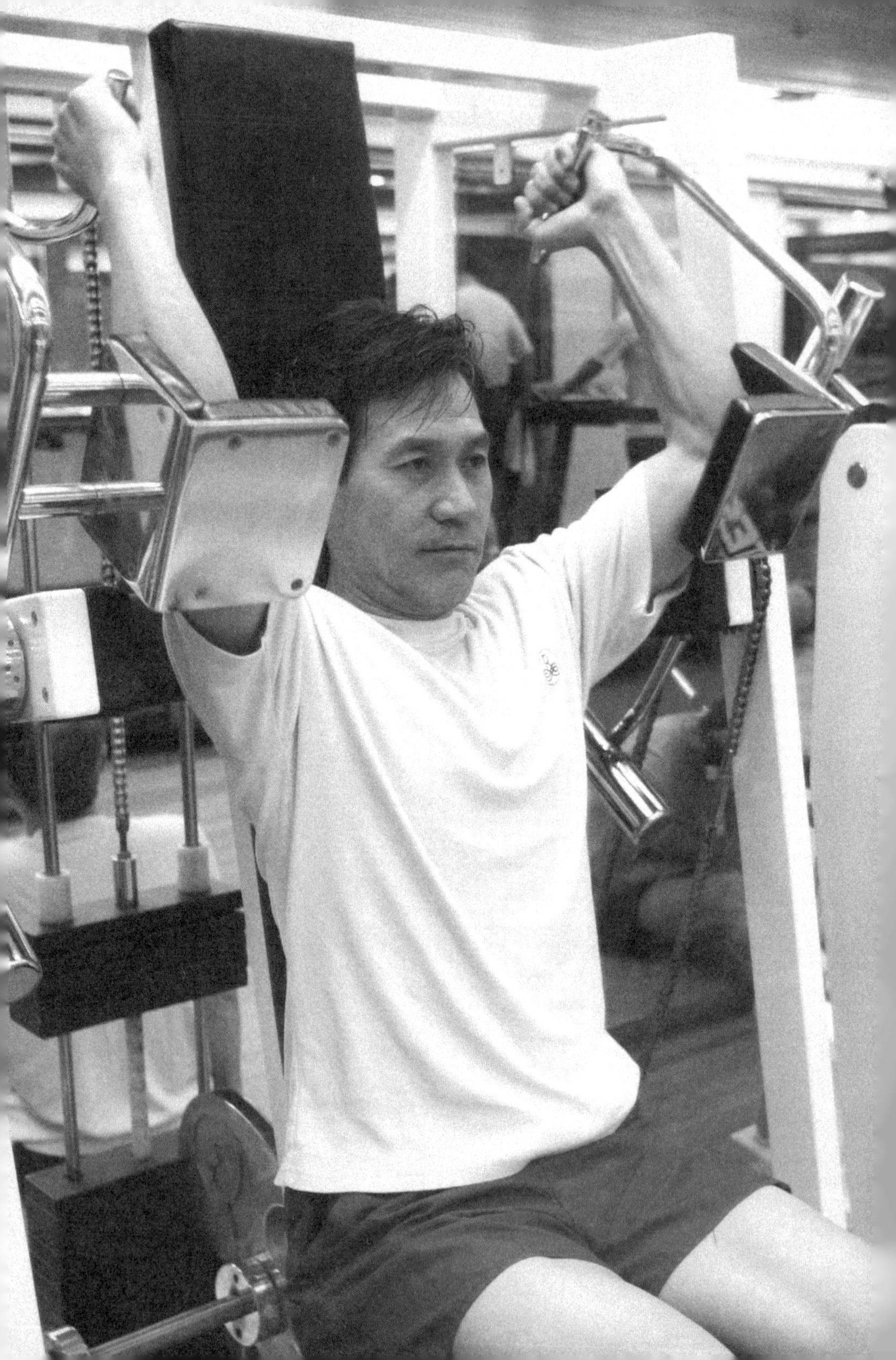

탄탄한 몸매를
자랑하는 운동 마니아

안성기 영화배우

영화 '실미도'가 상영되었을 때, 여성 관객들은 일제히 한 남자 배우에게 시선을 빼앗겼다. 그는 바로 국민배우 안성기였다. 최재현 준위 역의 그는, 영화 초반부 훈련병을 이끌고 산꼭대기까지 달리는 장면에서 구릿빛 피부의 군더더기 하나 없는 탄탄한 몸매를 고스란히 드러내며 보는 이로 하여금 감탄을 자아내게 했다. 스크린 가득 노출된 그의 상반신은 '정말 50대 맞아?'라는 의문을 떠올리기에 충분했다.

그는 동료 배우들로부터 '20대 몸매'라는 소리를 자주 듣는다. 영화배우 박중훈 역시 그에게, "형은 언제까지 몸은 20대일거유?"

라고 스스럼없이 농담을 할 정도다. 키 176cm, 몸무게 69kg. 그의 변함없는 신체 치수다. 그러다 보니 바지는 사서 10년쯤은 거뜬히 입는다. 1957년 아역배우로 데뷔한 그가 지금까지 꾸준히 연기생활을 지속할 수 있었던 것은, 꺼지지 않는 연기에 대한 열정 때문이기도 하지만 늘 한결같은 건강이 큰 몫을 차지하고 있다. 그가 건강관리에 소홀했다면, 아마 지금의 '국민배우 안성기'는 존재하지 않았을 것이다.

규칙적인 생활과 철저한 자기관리가 건강의 비결

안성기는 자기관리가 철저한 배우로 유명하다. 하지만 그도 담배의 유혹에서 벗어나기는 쉬운 일이 아니었다. 3일에 2갑 정도를 피우던 담배를 3년 전쯤에야 끊었다. 커피를 마실 때면 으레 담배를 찾았다. "담배 피는 모습이 너무 멋있어." 주변 사람들의 칭찬은 담배를 더 찾게 한 원인이 되기도 했다. 하지만 담배가 건강에 나쁘다는 건 누구나 공감하는 일이다. 그 역시 50이 넘으면서 금연에 대한 필요성을 절감했고, 그러고는 주저하지 않고 바로 끊어버렸다. 술 역시 마찬가지다. 평소 가깝게 지내는 후배 배우 박중훈 씨나 설경구 씨는 곧잘 술을 마시지만, 그는 거의 즐기지 않는다.

그의 이런 관리 덕분인지 아직까지 크게 병원 신세를 진 적은 물론, 그 흔한 감기도 잘 걸리지 않는다. 남들처럼 좋다는 보약을 찾아먹는 것도 아니고 특별한 비법이 있는 것도 아니다. 다만 규칙적인 생활과 철저한 자기관리, 그리고 무엇보다 매일 절대 빼놓지 않는 운동이 비결이라면 비결이다. 그는 자타가 공인하는 '운동 마니아'다. 운동이라면 싫어하는 게 없고, 못하는 운동이 없다.

"중학교 시절에는 점심시간 종이 '땡' 치기 무섭게 평행봉으로 달려갔어요. 고등학교 때는 철봉과 링에 아예 매달려 살았다고 해도 과언이 아닐 거예요. 왜 그렇게 운동을 좋아했는지 잘 모르겠어요. 아마 누가 질문을 했더라도, '그냥 좋아서……'라고밖에는 대답할 수 없었을 거예요."

그의 운동사랑은 대학시절에도 이어졌다. 햇볕이 쨍쨍한 한여름에도 풀풀 날리는 먼지를 뒤집어쓰면서 공을 찼다. 실력도 꽤 좋아 군대에서는 사단 대표선수로 뛰기도 했고, 영화 축구모임인 '아리랑 축구단'에서도 활동을 했다.

5~6년 전에는 스노보드에도 도전했다. 스노보드를 타는 그의 모습을 보고 사람들은 입을 모아 "폼이 좋아!"라고 했다. 실력이 수준급이지만 그는 상급 코스는 사양한다. 왜 상급 코스에서 타지 않느냐고 물으면, 그는 '나이가 있으니까'라고 돌려 말한다. 하지만 그의 진짜 속내는 자세가 일그러지면 미끄러지는 재미가 줄어들기

때문이었다. 그는 천천히 완만한 곡선을 그려도 충분히 속도감을 즐길 수 있다고 생각한다.

골프는 10년 전부터 싱글 수준일 만큼 아마추어 골퍼로서 최고의 실력을 자랑한다. 골프는 20여 년 전, 소설가 최인호 씨가 필드에 데려간 것이 인연이 되었다. 그 후 골프에 빠져들어 요즘도 빡빡한 스케줄을 쪼개 7~10일에 한 번씩은 필드에 나갈 만큼 좋아하는 운동이다. 그래도 골프가 질리지 않아 필드 나갈 약속이 잡히면 며칠 전부터 기분이 좋아지고 흥분된다.

사실 그는 몸 건강을 위해 골프를 하는 게 아니라 마음을 다스리기 위해서 한다. 그래서 연습할 때도 호흡을 가장 중요하게 여긴다.

"호흡은 모든 운동의 기본이자 가장 중요한 요소입니다. 호흡이 흐트러지면 좋은 결과가 나올 수 없어요. 특히 집중력이 필요한 운동일수록 더욱 그렇습니다. 정신건강에도 그대로 적용되겠죠."

그는 또한 골프는 나이가 들어도 계속 재미를 느끼면서 할 수 있는 몇 안 되는 운동 중 하나라고 생각한다. 그래서 항상 "건강한 미래에 대한 투자이자 대비책이 바로 골프다"라고 말한다.

꾸준히 하는 운동이야말로 건강의 파수꾼

골프뿐 아니라 그는 모든 운동을 밥 먹듯이 한다. 이미 그에게 운동은 빼놓을 수 없는 삶의 일부가 됐다. 특히 집 근처 양재천변에서 아들과 함께 하는 달리기나 자전거 타기는 그가 가장 좋아하는 운동이면서 동시에 가족 행사다. 일주일에 한두 번은 반드시 양재천변을 찾고, 잠실 쪽으로 향한 가족만의 코스도 개발했다. 집 뒤쪽에 있는 구룡산에도 자주 오르는 편이다. 집에 있을 때도 운동은 쉬지 않는다. 주로 아랫배 뱃살을 빼는 체조를 한다.

"양손을 옆에 붙이고 다리를 편 채 누우세요. 그 상태 그대로 무릎만 천천히 구부려 들어 올립니다. 다리를 최대한 들어 올렸으면 2~3초간 잠시 멈추세요. 다시 천천히 다리를 내립니다. 이때 다리가 바닥에 닿아서는 절대 안 됩니다. 모든 신경은 아랫배에 두세요. 10회 정도 반복하면 효과가 좋습니다."

그는 이 체조를 얕보지 말라고 말한다. 건성으로 하지 않고 제대로 한다면 뱃살이 타는 느낌이 들 거라며 자신한다. 평소 운동을 하지 않던 사람이라면 2~3회도 어려울 것이라며 특유의 미소를 짓는다.

그는 몸매를 가꾸기 위해, 헬스클럽에 가서 매일 1시간 30분 정도 운동을 한다. 그가 처음 헬스클럽을 접한 것은 1970년대 초다. 당시만 해도 운동을 하기 위해 헬스클럽을 일부러 찾거나 체계적으로 몸매 만드는 법을 배우려는 사람은 극히 드물었다. 벌써 30년도 더 이전의 일이니 그는 헬스의 선구자나 다름없는 셈이다.

"준비운동을 겸해서 먼저 5분 정도 스트레칭을 하고 나서 러닝머신(트레드 밀)에 오릅니다. 처음에는 천천히 걷다가 서서히 시속 12km까지 속도를 올리죠. 이렇게 30~35분 러닝머신을 하면 대략 6km 정도를 달리는 셈이 됩니다."

웨이트 트레이닝을 할 때는 반드시 순서를 정한다. 그는 워밍업으로 벤치프레스를 하는데, 보통 12회씩 3세트를 반복한다. 이것은 가슴 근육, 특히 대흉근이 커지는 효과가 있다. 이 운동이 끝난 후에는 서너 종류의 기구를 교대로 이용한다. 예전에는 활배근을 강화하는 운동에 주력했지만 요즘은 가슴 근육의 선을 또렷하게 해주는 '풀오버머신'을 주로 이용한다. 풀오버머신 역시 12회씩 3세트 정도한다. 근력 운동을 끝낼 때는 보통 윗몸일으키기를 한다.

그러나 웨이트 트레이닝을 지나치게 오래 하지는 않는다. 근육에 탄력이 생기고 어느 정도 힘이 느껴지면 마친다. 그는 근육질로 뭉친 '터미네이터' 형보다 아담하지만 딴딴해 보이는 '이소령' 형을 선호하기 때문이다.

"저는 '내공'과 '외공'이 균형을 조화를 이루는 수준까지만 웨이트 트레이닝을 합니다. 그랬을 때의 몸매가 인위적인 냄새가 덜 할뿐 아니라 더 건강해 보이기 때문이죠. 게다가 울퉁불퉁 근육질이

되면 유연성이 떨어지고 뒤뚱거려 이미지가 중요한 영화배우에게
적합하지 않다고 생각합니다."

그는 최근 불고 있는 '몸짱 열풍'이 별로 반갑지 않다. 몸을 가꿀
때는 자연스럽게 조화를 이루는 균형감이 중요한데, 젊은 사람들
은 이를 무시하고 무리하게 근육만 키운다는 것이다. 그러나 이런
그도 잘못된 운동 습관으로 고생한 적이 있었다.

"몇 년 전에 어깨 운동을 하려고 '숄더프레스'를 들어올릴 때였
습니다. 갑자기 '뚝' 하는 소리와 함께 어깨가 시큰거리기 시작했
어요. 그때 바로 운동을 중단하고 조치를 취했어야 하는데, 저는
오히려 근육이 뭉쳤다고 생각하고 운동량을 늘렸어요. 결국 병원,
엑스레이 촬영을 해보니 다행히 뼈 손상은 없지만 인대가 늘어났
다고 하더군요. 그 후 1년간 웨이트 트레이닝을 하지 못했습니다.
얼마나 운동습관이 중요한지 그때 절감했죠."

30년 넘게 꾸준히 운동한 그는 운동의 이점에 대해 이렇게 말한다.

"운동을 꾸준히 하면 스스로 몸 상태를 점검할 수 있어요. 이상
하게 묵직한 날은 틀림없이 몸이 안 좋은 거지요. 그러면 주의하게
됩니다. 이렇게 하다 보면 갑자기 쓰러져 병원으로 실려 가는 불행
은 막을 수 있지 않을까요?"

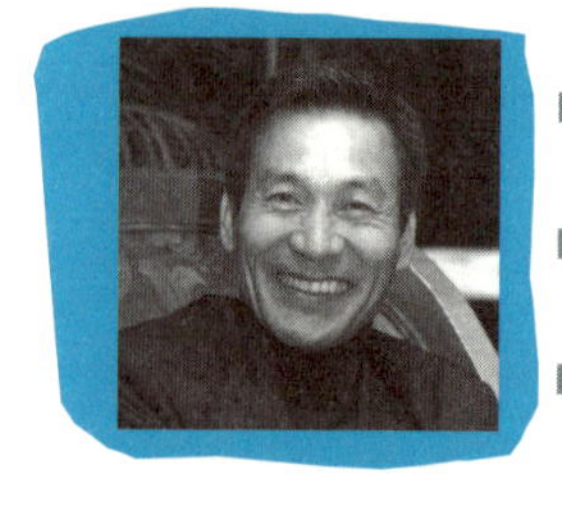

전문가가 보는 안성기의 운동건강법

성균관대 의대 삼성서울병원 스포츠 의학실
박원하 교수

"전체적으로 운동 구성이 아주 좋습니다. 역시 프로답게 건강관리를 잘하고 있습니다."

안성기 씨의 운동법에 대해 성균관대 의대 삼성서울병원 스포츠 의학실 박원하 교수는 이렇게 평했다. 다만 박 교수는 정리운동을 보충할 것을 권했다. 어떤 운동이든 정리운동만 잘해도 운동의 효과가 몇 배나 높아지기 때문이다. 특히 정리운동은 혈압과 맥박을 서서히 낮춰 몸을 안정상태로 돌려놓는 역할을 한다. 일반적으로 스트레칭이 정리운동으로는 가장 제격인데, 땀이 나고 근육이 이완된 상태일 때 해주면 유연성이 증가한다.

박 교수는 또, 안성기 씨가 가슴근육을 위주로 한 웨이트 트레이닝을 많이 하기 때문에 하체운동을 곁들일 것을 추천했다. 웨이트 트레이닝은 상체와 하체를 동시에 해줘야 근력이 좋아지기 때문이다. 또 각 부위별로 고르게 8~10가지 종목을 택해 운동을 해야 효과적이다. 박 교수는 아랫배 뱃살 빼기에 대해서도 언급했다.

"아랫배 뱃살을 빼는 데는 윗몸 일으키기가 가장 좋습니다. 그러나 이 운동이 허리에 부담이 되는 사람들도 있죠. 이런 경우는 윗몸을 덜 움직이는 방법을 시도해 보세요. 가령 상체를 눕힌 상태에서 다리를 들고 허공에서 자전거를 타면 좋습니다. 또 윗몸 일으키기처럼 상체를 약간 들고 10초 정도 멈추는 동작을 5~10회 반복하는 것도 효과적이죠."

안성기 씨가 10년 넘도록 체중이 변하지 않았다는 것은 건강하다는 증거다. 운동을 통해 일정하게 유지한 체중이기 때문이다. 박 교수는 다만 "체중이 줄어드는 것을 주의하라"고 주문했다. 보통 50대로 접어들면 체지방의 양은 늘지만 근육의 양은 줄어들기 때문이다. 적당한 체중을 유지해야 근육 손실을 막을 수 있다.

"모든 운동이 다 좋은 것이 아니라 연령대별로 맞는 운동이 있습니다. 예를 들어 40대부터는 생활습관병 발병률이 높아지고 돌연사 위험도 증가합니다. 그래서 운동에 전혀 관심이 없다가 이때부터 갑자기 운동을 하는 분들이 많은데, 그러다가는 큰일납니다. 운동을 시작하기 전에 운동부하 검사 등 의학적 검사를 먼저 받아 자신에게 적절한 운동법을 처방받아야 합니다. 일반적으로 스트레칭과 가벼운 속보로 시작하고 점차 운동량을 늘려 조깅과 근력 운동을 하면 무리가 없죠. 50대의 경우는 심혈관계질환 발생률이 높아지는 시기이므로, 심장과 혈관을 강화할 수 있는 달리기, 자전거 타기와 같은 유산소 운동이 좋습니다. 하지만 신체 기능이 약해지기 시작하는 나이이기 때문에 무리한 운동은 오히려 건강에 해가 될 수 있습니다."

덧붙여 박 교수는 안성기 씨처럼 평소 운동을 열심히 해도 병의 징후를 포착할 수는 없다고 했다.

"안성기 씨의 말처럼 몸이 찌뿌드드하거나 평소보다 무겁다는 느낌만으로 질병을 예측할 수는 없습니다. 그러나 전혀 병의 징후를 예측하지 못하는 것은 아닙니다. 가령 운동 도중 가슴에 통증이 계속 나타나면 심장질환을, 관절이나 근육 부위의 통증이 나타나면 근골격계질환을 의심할 수 있겠죠. 이때는 반드시 운동을 멈추고 전문의를 찾아야 합니다."

보통 컨디션이라고 부르는 몸의 상태는 매일 주기적으로 변한다. 따라서 개운하고 상쾌할 때도 있지만 정반대의 상황도 나타날 수 있다. 몸의 상태가 좋지 않다면 일반적으로 잠이 부족하거나 피로가 누적됐다는 신호일 것이다. 따라서 먼저 원인을 찾은 후 충분한 휴식을 취하면서 운동을 병행하는 것이 현명한 태도다.

헬스클럽 운동 100배 즐기기

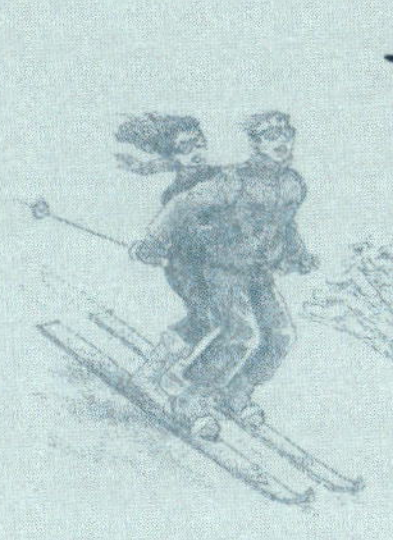

1. 헬스기구의 특성을 알아야 한다.

헬스기구는 크게 두 종류로 구분된다. 그중 하나가 러닝머신, 고정식 자전거 등 유산소 운동기구다. 이것은 심혈관계 건강과 비만해소에 도움이 된다. 다른 하나는 근력 운동기구로, 이는 다시 머신^{machine}웨이트, 프리^{free}웨이트 등 두 종류로 나눈다. 머신웨이트는 도르래, 추 등을 이용해 근육을 키우는 것으로, 보통 한곳에 고정되어 있다. 반면 프리웨이트는 바벨이나 덤벨처럼 아무 곳에서나 들고 다니면서 할 수 있는 기구를 가리킨다.

2. 운동 목적에 맞게 헬스기구를 골라야 한다.

비만 해소가 목적이라면 유산소 운동기구를, 근력 향상이 목적이라면 머신웨이트나 프리웨이트가 적당하다.

3. 나이와 건강상태를 고려해야 한다.

초보자나 연령이 많은 사람들은 자신의 몸 상태에 맞춰 머신웨이트를 활용해야 한다. 벤치프레스 같은 운동을 하다 갑자기 힘이 빠져 바벨에 몸이 깔릴 수도 있기 때문이다. 프리웨이트는 어느 정도 근력 운동에 적응된 중급자 이상에게 적합하다. 고혈압이나 심장 관련 질환자 역시 혈압이 오를 수 있는 근력 운동은 피하고 유산소 운동을 하는 게 좋다.

4. 준비운동은 반드시 해야 한다.

특히 근력 운동 전에는 10여 분간 빨리 걷기나 조깅 등으로 관절을 유연하게 해주는 게 좋다. 운동 뒤에도 스트레칭 체조로 뭉치기 쉬운 근육을 풀어줘야 한다.

5. 숨은 힘을 쓸 때 내쉰다.

무거운 무게를 들 때 숨을 들이마시면 신체 내 압력이 높아져 상해를 당할 수 있다.

6. 자기에 맞게 강도를 정해야 한다.

근력 운동 강도를 정할 때는 '1RM'이란 지표를 사용한다. 1RM은 '1 Repetition Maximum'이란 말로, 한 번 들면 더 이상 못 들 정도의 강도를 뜻한다. 가령 10RM이라면 10번 들면 더 이상 들 수 없는 운동 강도다. 보통 근육을 크게 만들려면 5~8RM의 강도로 해야 효과가 있다. 그러나 근육의 크기보다 탄력을 원한다면 13~15RM의 강도가 적당하며, 근지구력을 키우려면 15~20RM 이상의 강도를 선택해야 한다. 여자는 15~20RM의 강도로 3세트 반복하면 효과적이다.

7. 각 부위별로 중복되지 않도록 한다.

많은 여성들이 가슴을 모아주려고 가슴 쪽 근육만 단련하는 경우가 있는데, 가슴을 돋보이게 하려면 등 쪽 운동을 같이 해줘야 한다. 등 근육에 탄력이 생겨야 가슴이 펴지기 때문이다.

8. 체중을 조절해야 한다.

근육을 아름답게 가꾸려면 우선 살을 빼야 한다. 비만이거나 배가 나온 사람은 아무리 근력 운동을 해도 근육의 윤곽이 나오지 않기 때문이다. 그러므로 유산소 운동과 스트레칭을 병행하여 체중조절을 먼저 한다.

9. 지속적으로 해야 한다.

많은 사람들이 운동 후 바로 효과가 나타나지 않으면 금세 중단을 한다. 하지만 웨이트 트레이닝은 최소한의 효과를 보는 데도 4~6주는 지나야 한다.

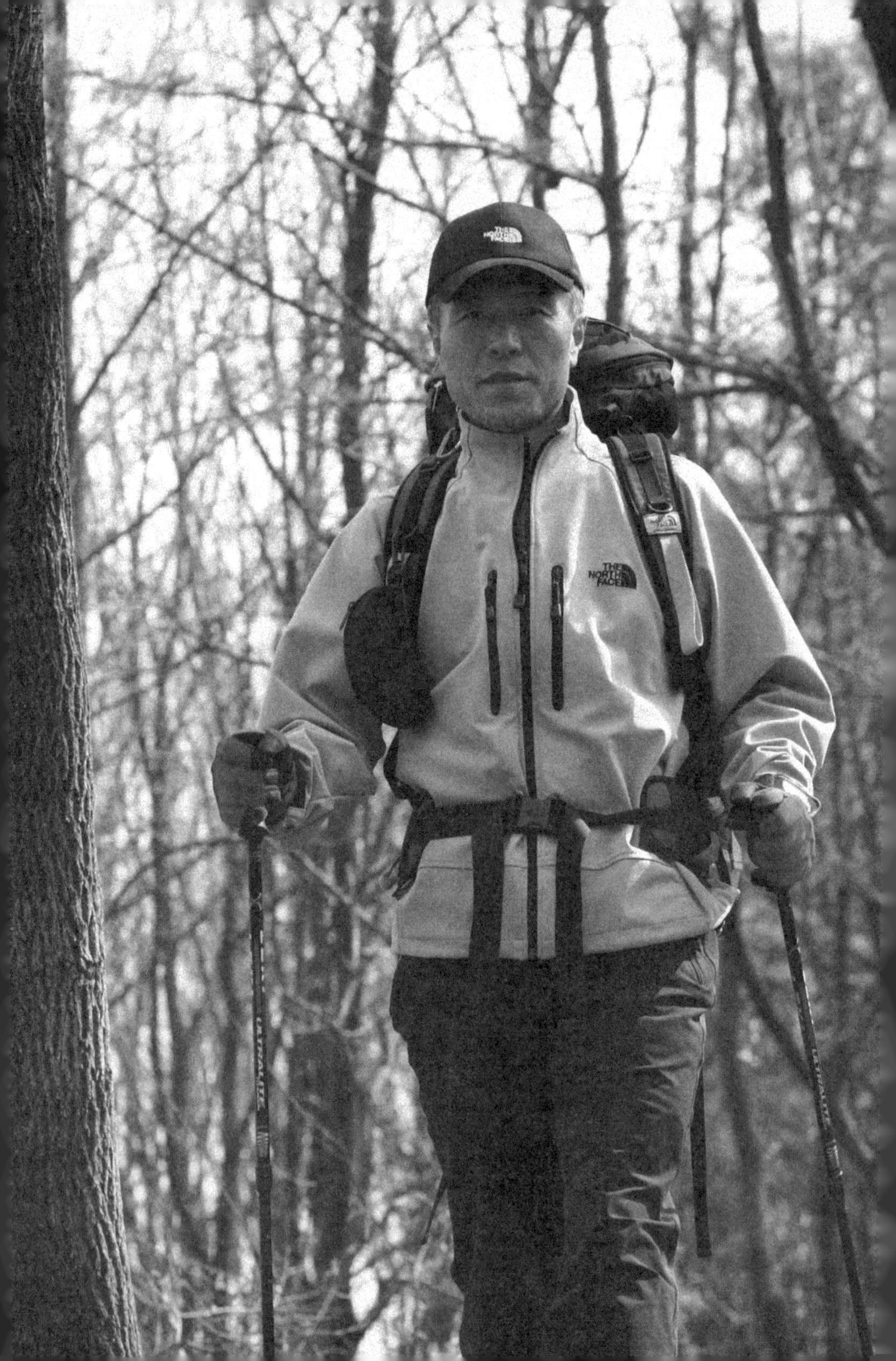

현실에 천착하는 건강한 삶

허영만 만화가

허영만 씨는 요즘 시간만 나면 카메라와 녹음기를 들고 전국을 뛰어다닌다. 만화 소재를 찾아 떠나는 여행이다. 음식의 달인들을 만나 그 음식에 얽힌 얘기는 없는지, 재료는 어떤 게 좋은지, 전통 요리법은 무엇인지를 꼬치꼬치 캐묻는다. 한 치의 어긋남이 없도록 음식과 관련된 사료史料는 모두 뒤진다. 가장 생생한 자료는 주인장이 내어온 음식이다. 하나라도 놓칠세라 연신 카메라 셔터를 눌러댄다.

취재 과정이 항상 순탄하지만은 않다. '소고기편' 취재를 할 때는 소고기를 도축하고 육질별로 분할하는 모습을 찍으려다가 인부들의 눈총을 받았다. 한지를 깔고 고기를 구웠다는 옛말이 사실인지 알아내기 위해 같은 방법으로 해봤다가 연기가 피어올라 화재경보가 울리기도 했다. 그런 우여곡절 끝에 탄생한 게 지금의 '식객'이다.

이처럼 그는 늘 현실에 천착한다. 독자들이 '타짜'나 '식객'에 빠져드는 것도 그 만화가 현실보다 더 현실적이기 때문이다. 그의 만화에 등장하는 주인공 역시 우리 주변에서 쉽게 볼 수 있는 평범한 사람들이다. 그는 또, 다른 유명 만화가들이 기획자로 변신할 때도 단 한 번도 '현장'을 떠나지 않았다. 작품 아이디어에서부터 취재, 밑그림까지 그 어떤 과정도 그의 손을 거치지 않는 게 없다.

이런 삶의 철학이 그를 '만화계의 거장'으로 만들었고, 또 건강하게 했다. 그는 한때 과로로 3일 동안 입원한 적은 있지만 그것 말고는 잔병치레도 하지 않는다. 그렇다고 해서 원래부터 건강체질이었던 것은 아니다. 어렸을 때 그는 지독한 약골이었다. 밖에서 뛰어놀기보다는 방안에 처박혀 책을 읽거나 그림을 그리는 날이 훨씬 많았다. 얼굴은 누렇게 떴고 툭 하면 '골골'거렸다. 이 때문에 그는 건강을 과신하지 않는다.

"건강에 이상이 생긴다면 아마 80% 정도는 선천적인 이유 때문이라고 생각해요. 그래서 건강 앞에서는 겸손해집니다. 다만 나머지 20%는 관리를 잘못한 탓일 겁니다. 저는 현재의 삶에 충실하면 그 20%를 채울 수 있다고 봐요.”

가벼운 마음으로 시작한 등산이 그를 산꾼으로 만들어

1990년대 중반의 어느 날 그는 동대문 시장에 가서 등산화를 하나 샀다. 산이나 다녀볼까 하는, 별 뜻 없는 행동에 가까웠다. 그러나 그 등산화가 훗날 자신을 어떻게 변모시킬지에 대해서는 꿈에도 생각하지 못했다.

그로부터 며칠이 지난 토요일 오후, 그는 청량리 역에서 친구들과 기차를 탔다. 강원도 홍천에 도착했을 때는 이미 해가 뉘엿뉘엿 기울고 있었다. 어둠이 땅밑까지 내려왔을 즈음, 목적지인 ‘공작산’에 도착했다. 실개천이 흐르는 옆 야영지에 텐트를 치고 산에서 보내는 첫 밤을 맞았다. 하늘을 보니 별이 와르르 쏟아질 것만 같았다. 더할 나위 없는 행복을 느끼며 친구들과 술잔을 기울였다. 어느덧 잠이 들었나 싶었는데, 새벽녘 그의 일행은 시끄러운 소리에 잠을 깨야 했다. 자동차들이 경적을 울리며 지나가고 있었다. 아뿔싸. 그곳은 야영지가 아니라 비포장도로였다.

“초보자의 티를 ‘팍팍’ 냈던 거죠. 나뿐 아니라 같이 갔던 친구들도 모두 산에 문외한이었거든요. 지금 보면 산행이라고 부를 수도 없을 거란 생각이 들어요."

그는 1970년대부터 친구들과 어울려 다니며 강이나 경치 좋은 곳에 텐트를 치고 야영을 하면서 밤을 지새운 경험이 많다. 그래서였을까? 산과 첫 인연을 맺은 후에도 산은 '술 마시는 데 가장 좋은 장소' 이상은 아니었다. 그저 주말의 기분전환용 나들이에 불과했던 것이다. 실제 그는 주말 오전에 승용차를 끌고 가서 산 입구에 주차해 놓은 뒤 '등산'을 했다. 야영을 하면서 술을 마시고 놀다가 다음날이면 출발지점으로 돌아가 차를 몰고 서울로 올라왔다.

사실 이때까지만 해도 그는 골프에 더 빠져 있었다. 스코어는 평균 70타 정도로, 아마추어 실력은 훨씬 넘어 있었다. 돌이켜보면 골프 역시 사전에 계획했던 운동은 아니었다. 골프클럽을 처음 잡은 것은 1980년대 중반이었다. 그때만 해도 한 번 그림을 그리면 몇 시간이고 쉬지 않고 웅크리고 연필을 움직였다. 그러던 도중 어느 날 갑자기 어깨에 손대지도 못할 만큼 극심한 통증이 나타났다. 병원에서는 '오십견'이라는 진단을 내렸다. 어깨 통증을 잡기 위해 골프를 시작했으니, 일종의 처방전인 셈이었다.

2개월 정도 골프연습장을 다녔을까? 신기하게도 통증이 사라졌으며, 게다가 공을 치는 재미가 쏠쏠했다. 그때부터 한 달에 25일을 필드에 나갈 정도로 골프에 빠져 살았다. 그런데 어느 날 갑자기 골프가 마뜩찮아졌다. 기껏해야 한달에 한 번 정도 필드에 나갈까 말까 하고 골프연습장에는 거의 나가지 않았다. 사람들이 왜 골프를 안 하냐고 묻지만 그저 웃기만 했다.

"실력을 유지하고 향상시키는 데 너무 많은 시간을 허비해야 하는 게 가장 싫었어요. 스코어가 저조하게 나오면 스트레스를 받는 것도 맘에 들지 않았고요. 화실 식구들한테 미안하기도 했죠. 그러다 골프가 왠지 비현실적인 운동처럼 느껴지더군요."

골프 횟수가 줄어들면서, 등산 횟수는 늘었고 그만큼 산에 대한 흥미도 커졌다. 다만 이상한 점은, 산에서 친구들과 회포를 풀고 왔는데도 점점 허전한 느낌을 지울 수 없다는 것이었다. 전문산악회의 문을 두드린 것이 그때쯤이었다. 아마 알 수 없는 그 부족함을 채우기 위해서 자연스레 찾게 된 것 같다.

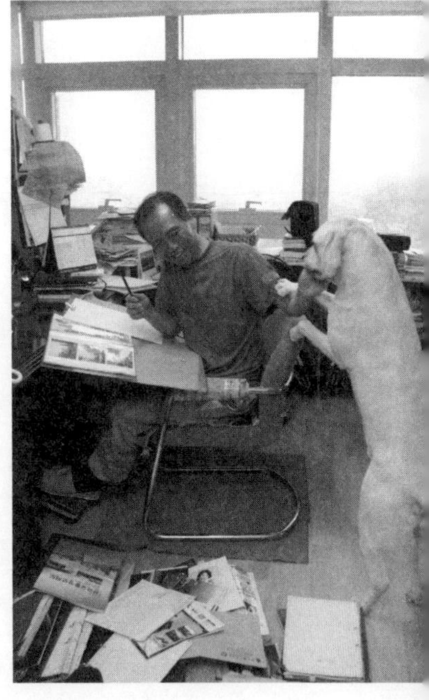

물을 만난 제비. 그가 딱 그랬다. 산악회에서 만난 사람들과 12명 정도가 한 팀이 돼 경기도 가평과 청평 주변의 인적 드물고 고도가 완만한 산들을 찾아다녔다. 한 달에 못 해도 번은 꼭 2박 3일이나 1박 2일의, 여행을 겸한 산행을 즐겼다. 15~20kg 무게의 배낭을 메고, 하루에 6~8시간씩 '신명나게' 걸었다.

"산을 다니다 보니 골프와 너무 비교가 되더군요. 골프는 멤버 간에 경제력과 실력이 비슷해야 스트레스가 되지 않아요. 그러나 등산은 그럴 필요가 없었죠. 산에 오를 수 있는 체력과 산을 좋아하는 마음만 있으면 모두 통하더라고요."

이때부터 산은 그에게 또 하나의 현실이 됐다. 좋아하는 사람이 생기면 닮아간다고, 그는 산을 닮기 위해 노력하기 시작했다. 무엇보다 산에 오를 수 있는 체력을 키우기 시작했다. 성인이 된 뒤 그가 운동이라고는 한때 야구를 잠시 했던 것밖에 없었다. 점심식사를 끝내고 30분 정도 낮잠을 즐기는 게 그의 유일한 건강관리였다. 그런 그가 체력관리에 들어간 것이었다.

산에 잘 오르려면 다른 무엇보다도 하체가 튼튼해야 했다. 그는 다리근육을 강화하기 위해 3~4층은 엘리베이터를 타는 대신 계단으로 올라갔다. 15분 정도 걸리는 집에서 화실까지 거리를 자전거로 이동했다. 작업실 뒤쪽으로 나 있는 작은 산은 산책코스가 됐다.

그는 점점 '산꾼'으로 바뀌어갔다. 장비부터 달랐다. 당일치기 등산을 할 때야 등산화, 겉옷, 물통, 배낭 정도만 갖추면 됐다. 그러나 하루라도 야영을 하려면 장비부터 달랐다. 침낭은 네 종류를 구비했다. 여름용과 겨울용은 기본이다. 그러나 산을 제대로 타려면 날씨 변화가 큰 환절기에 대비해 겨울~봄용, 봄~여름용 침낭도 갖춰야 한다. 텐트나 침낭 밑에 까는 매트리스도 있어야 한다. 산에서는 겨울에 영하 20도까지 떨어지기 때문에 두툼한 방한복도 필수품이다. 그는 이 모든 장비를 갖추는 데 1년이 걸렸다.

최소한 1년 이상 쉬지 않고 산을 타야 '산 좀 안다' 란 소리를 듣는다. 그런 사람들은 배낭 싸는 솜씨부터가 다르다. 산악인들은 흔히 "배낭 싸는 솜씨를 보면 등산 경력을 알 수 있다"라고 말한다. 같은 분량을 넣어도 초보자는 배낭에 다 넣지도 못하고 시간도 오래 걸리기 일쑤다. 그 역시 2~3년이 지난 뒤에야 다른 산악인들처럼 많은 양의 짐을 배낭 하나에 모두 넣을 수 있었다.

산에서의 행동요령도 자연스럽게 하나둘 터득해 나갔다. 어느 정도 숙련되고 난 뒤에는 시속 10km 이상의 속도로 걷기도 했지만, 처음에는 아무리 급해도 뛰듯이 다니지 않았고, 1시간에 2km 정도를 걷는 '우보산행' 을 유지했다. 또 1시간을 걸으면 10분은 꼭 쉬는 원칙을 지켰다. 과일이나 육포, 초콜릿, 사탕, 잣과 같은 '행동식[食]' 도 반드시 챙기게 되었다.

"행동 식은 칼로리가 높고 달콤한 것이 좋아요. 쉬지 않고 걷다 보면 에너지 소비가 많기 때문에 쉴 때마다 무조건 먹지요. 물도 항상 넉넉하게 준비합니다. 사소한 것 같지만 이렇게 하지 않으면 낭패를 볼 수 있어요."

진정한 산악인을 꿈꾼다

2001년 지인으로부터 산악인 박영석 씨를 소개받았다. 박 씨와의 만남으로, 그는 자신이 영영 산으로부터 벗어날 수 없는 운명임을 깨달았다. 그때 박 씨는 히말라야 산맥의 K2 등정을 기획하고 있었는데, 뜻밖에 같이 가자는 제안이 왔다. 높은 고도의 산악등반은 한 번도 도전해 보지 않았던 터라 망설이지 않을 수 없었다. 그런데 "함께 가면 등산용품 일체가 제공된다"는 말에 덜컥 "좋다"고 해 버렸다. 20명으로 구성된 K2 원정대의 일원이 되는 순간이었다.

고도 5200m의 베이스캠프까지 가기 위해서는 하루에 10~12시간씩 걸어야 했다. 주변은 온통 자갈이 널린 황량한 사막이었다. 거센 바람은 얼굴을 때리고 몸은 피폐해져 갔다. 그렇게 일주일을 꼬박 걷고 난 후, 마침내 도착한 베이스캠프가 그렇게 반가울 수가 없었다. 전문산악인이 아닌 그가 오를 수 있는 곳은 베이스캠프까지였다. 그곳에서 남은 등정의 성공을 기원하는 제사를 지냈다.

흥겨운 분위기에서 술이 한두 잔 돌았다. 기분 좋게 마신 그 술이 화근이 될 줄은 짐작도 못했다. 위장이 끊어질 것처럼 뒤틀리면서 아파왔다. 말로만 듣던 고산병에 걸린 것이었다.

"다시는 고도가 높은 곳에서는 술을 안 마실 거예요. 정말 죽는 줄 알았거든요. 하산 길은 말 그대로 지옥 길이었어요. 비상 헬리콥터를 부르려는데, 날씨가 나빠서 못 온다고 해서 할 수 없이 동료들의 부축을 받으며 5일간 걸어 내려왔어요. 중간에 말로 갈아탔는데, 그것도 못 견디겠더라고요. 결국 한참을 내려온 다음 다시 헬기를 불렀죠. 23일 만의 하산이었죠."

고통 속에 끝난 K2 등정이었지만, 그러나 그 경험은 하나의 '마약'이었다. 산은 이제 그에게 거역할 수 없는 현실이 돼 버렸다. 언제 고산병으로 고생했느냐는 듯, 그는 다시 세계 최고봉으로 향했다. 이렇게 그는, 2001년 K2(8611m) 등정을 시작으로 세계 최고봉을 차례차례 올랐다. 2002년 인도네시아의 칼스텐츠(4884m), 러시아의 엘부르즈(5633m)를 연이어 올랐으며, 2004년 아프리카 킬리만자로(5963m), 2005년 세계 최고봉 에베레스트(8848m)에도 도전했다.

국내의 백두대간이 세계 최고봉보다는 못할 수도 있지만 결코 만만한 상대는 아니다. 그는 2002년 11월 지리산 천왕봉을 시작으로 해서 2004년 7월 강원 진부령을 마지막으로, 약 22개월간 백두대간을 종주했다. 마음 같아서는 단숨에 종주하고 싶었지만 그림도 또 하나의 현실이기 때문에 조금씩 나눠 백두대간을 밟았다. 그는 매주 금요일 저녁이나 토요일 오전에 기차를 타고 내려가 1박2일, 또는 2박3일의 일정으로 산행을 했다.

"백두대간 종주에 대해 자부심을 갖고는 있지만 성에 차지는 않아요. 언젠가는 100일 정도의 일정으로, 내리 쉬지 않고 야영하면서 백두대간을 밟을 겁니다. 환갑이 되면 환갑기념 61일 종주 같은 것도 생각해 봐야죠."

그는 소망이 있다. 백두산을 맨 밑에서부터 정상까지 4박5일 정도의 일정으로 차근차근 밟아 올라가고 싶다. 또 하나의 소망은 10년, 또는 20년 뒤 지금 키우고 있는 흰색 레트리버 개를 앞세우고 전국의 산을 찾아다니는 것이다.

"산을 망치는 것은 사람들이에요. 그저 일상생활에서 찌든 때를 그곳에서 벗겨내려고만 하죠. 그런데도 산은 결코 사람을 배반하는 법이 없어요. 조용히만 다가서면 늘 우리를 환영해 주죠. 사시사철 새로운 모습으로 말입니다. 이제 산을 빼면 제 삶의 일부도 사라질 겁니다. 죽을 때까지 산을 다녀야죠. 그게 현실이라면 말이죠."

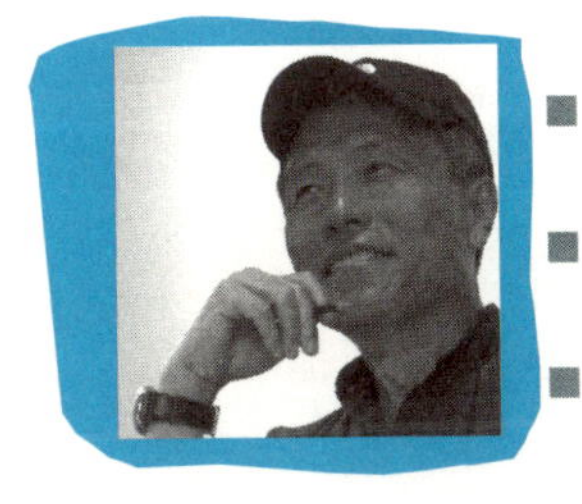

전문가가 보는 허영만의 운동건강법

울산대 의대 서울아산병원 스포츠건강의학센터
진영수 교수

"만화가 허영만 씨는 이미 스스로 산행 리듬을
조절할 줄 알고 있기 때문에 산악인이라 불러도
전혀 손색이 없어요."

울산대 의대 서울아산병원 스포츠건강의학센터 진영수 교수의
평가다. 진 교수가 보기에, 허영만 씨는 평소 산행을 위해 철저히
준비를 하고 있기 때문에 흠잡을 게 없다.

사실 전문산악인이라고 모두 체력을 타고나는 것은 아니다. 전문
산악인들은 히말라야 산맥과 같은 세계 최고봉을 오르기 전에 대부
분 2~3개월 이상 비슷한 스타일의 산을 찾아 예행연습을 한다. 자
신만의 등반 리듬을 유지하고 산행 기술을 습득하기 위해서다.

진 교수는 허영만 씨가 이처럼 장기 등반에 필요한 것들을 모두
갖췄다고 평가했다. 장기 등반에는 하루 단위의 등산과는 비교할
수 없을 정도로 많은 에너지가 소모된다. 따라서 평소 체력관리,
특히 하체 근력을 키우기 위한 운동이 절대적으로 필요하다는 게

진 교수의 설명이다. 진 교수는 허영만 씨는 이런 원칙에 충실하고 있다고 말했다. 평소 꾸준히 계단을 오르내리는 것은 하체운동에 도움이 되고, 동네에 있는 나지막한 산을 자주 타는 것도 산행 리듬을 유지하는 데 도움이 된다는 것이다.

"이 밖에도 장기 등반을 하려면 산행 페이스를 조절할 수 있는 자신만의 노하우가 있어야 합니다. 주말이나 휴일에 당일치기로 오르는 산과는 매우 다르니까요. 허영만 씨는 이미 여러 차례 높은 고도의 산을 오르면서 그것을 터득한 것 같습니다."

진 교수 역시 허영만 씨처럼 열량이 높은 '행동 식'을 준비할 것을 권했다. 진 교수는 초콜릿, 육포 외에 건포도와 양갱 등을 추가로 추천했다. 물을 많이 준비하는 것도 좋지만 만약 물통이 버겁다면 대신 오이와 당근, 귤로 대체해도 상관은 없다. 과일이나 채소는 비타민까지 얻을 수 있어 피로를 푸는 효과까지 있다. 진 교수는 평소에 간식을 즐기지 않는 사람이라도 산에서는 꼭 쉴 때마다 먹어줄 것을 권했다.

이와 함께 2박 3일 이상 산행을 할 계획이라면 식량 준비에도 신경을 써야 한다. 보관하기 쉽고 조리가 간편한 것, 그리고 입맛을 돋울 수 있는 게 가장 좋다.

진 교수는 등산이 무엇보다 근력을 강화하고 심혈관계질환을 예방하는 데 좋은 운동이란 점을 강조한다. 꾸준히 등산을 하면 근지구력이 좋아져 하루 종일 서 있거나 앉아 일하는 직장인의 만성피로를 줄일 수 있다. 또 등산 초기 시절 허영만 씨가 12명씩 한 팀을 이뤄 등산했던 것처럼, 여러 명이 함께 산을 오르면 스트레스를 줄이고 정신적 만족을 극대화시켜 우울증 예방에도 도움이 된다.

그러나 주말에만 등산을 한다면 이런 효과는 매우 미약하다. 게다가 주말에 등산을 했다 치더라도 3주 이상 산을 오르지 않으면 근력과 심폐지구력은 금세 원래 상태로 떨어진다. 오랜만에 산에 오를 때 힘이 드는 것도 산행 기술을 잊어서가 아니라 근력과 심폐지구력이 떨어졌기 때문이다. 따라서 평소에는 다른 운동으로 보충해야 한다고 진 교수는 말했다.

"보통 운동은 일주일에 최소한 3일은 지속해야 효과가 있어요. 주말 등산을 즐길 경우 나머지 날에 두 번 정도는 달리기나 걷기 정도를 30분씩 해 주고 10분 정도 쉬는 게 좋습니다."

다만 평소 혈압이 높고 순환계에 이상이 있다면 등산은 좋지 않을 수 있다. 나이가 들면서 혈관의 탄력이 떨어진 상태에서 갑작스럽게 산에 오르면 심장에 큰 부담이 될 수 있다. 게다가 땀을 많이 흘려 몸 안의 수분이 빠져 나가면 혈액의 농도가 짙어져 심장과 뇌 속의 혈관 흐름을 막는 위험 요인이 될 수 있다.

'초짜'에서 등산 달인 되는 7대 원칙

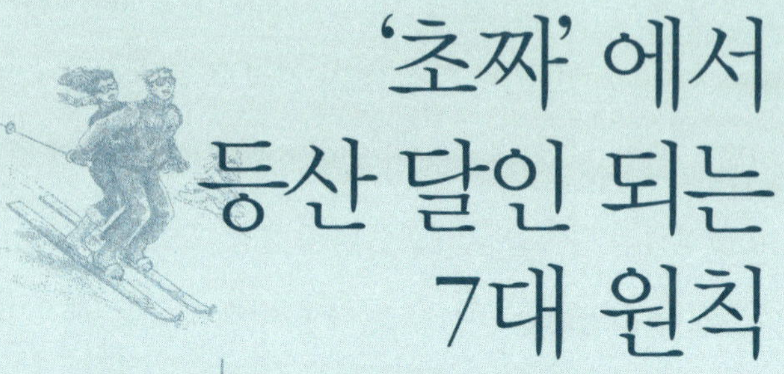

1. 식사는 등산하기 2~4시간 전에는 끝내라.

음식이 소화되지 않은 상태에서 산에 오르면 위와 장에 무리가 간다. 따라서 소화기능이 떨어질 수밖에 없다. 평소 식사량의 70%만 먹고, 산에는 1~2시간 지난 후에 가라.

2. 탄수화물 위주로 먹어라.

등산은 많은 에너지가 소모되기 때문에 에너지원인 탄수화물을 먹는 게 좋다. 지방 함량이 많은 음식은 소화흡수에 시간이 걸리고, 고단백 식품 또한 대사과정에 많은 수분을 필요로 해 갈증을 유발한다. 가스를 유발하거나 향료가 들어 있는 식품도 피하도록 한다.

3. 산행 중 흡연은 절대 삼가라.

많은 초짜들이 "상쾌한 공기 때문에 맛이 더 좋다"며 담배를 피우지만 의학적으로는 근거가 없다. 오히려 담배를 피우면 체내 일산화탄

소량이 늘어나 산소가 부족해져 심장에 무리가 갈 수도 있다.

4. 물과 행동 식을 준비하라.

땀을 많이 흘리면 탈수 현상이 생길 수 있으므로 물을 많이 마시는 게 좋다. 오이나 당근, 귤로 대체해도 좋으며, 행동 식은 중간 중간 먹어 주는 게 좋다. 양갱, 건포도, 초콜릿, 육포 등 열량이 높은 게 좋다.

5. 산에 오르기 전에 코스를 파악하라.

초짜라면 반드시 지도나 주변 사람들을 통해 자신이 갈 코스를 미리 파악해 둬야 나중에 혹시 모를 사고를 방지할 수 있다. 또 산행시간 은 총 3시간을 넘지 않는 코스를 선택해야 한다.

6. 하산할 때는 터벅이지 마라.

내리막길에서 터벅거리면 무릎과 허리에 가해지는 충격이 더 커진 다. 여기에 배낭의 무게가 가해지면 더 무거워져 무릎 연골에 손상 이 생길 수도 있다. 따라서 평소보다 더 무릎을 구부린다는 생각을 하며 탄력 있게 내려와야 한다.

7. 전문 산악인이 되고 싶다면 1개월 집중 훈련을 하라.

전문산악회에 찾아가 도움을 청해라. 산에 오를 때는 배낭의 무게와 산의 높이까지 모두 고려하고 체력관리를 강화해야 한다.

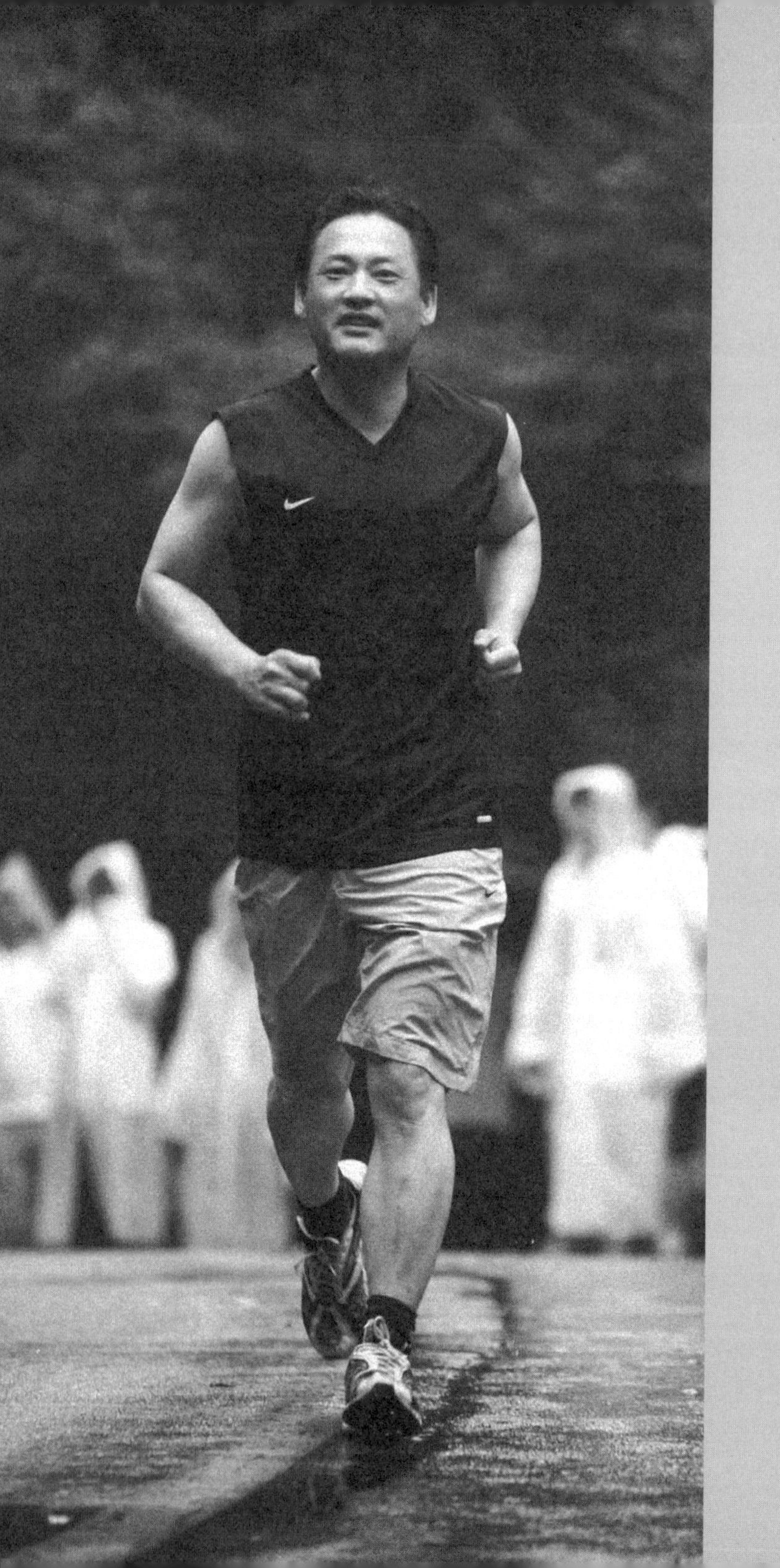

마라톤은
든든한 건강의 후원자

유인촌 서울문화재단 대표

2005년 10월 조선일보 춘천마라톤대회에서 서울문화재단 유인촌 대표는 처음으로 42.195km의 풀코스에 도전했다. 훈련기간은 불과 3~4개월 남짓. 훈련기간이 너무 짧은 것 아니냐며 걱정하는 사람도 적지 않았다. 그러나 그는 주변의 우려를 모두 잠재우고 초보자 치고는 아주 좋은, 4시간 40분 15초의 기록으로 테이프를 끊었다.

그가 완주할 수 있을까라는 걱정은 어쩌면 쓸데없는 기우에 불과했다. 사실 그는 못하는 운동이 없는, 만능 스포츠맨이기 때문이다. 딱히 건강을 생각해서라기보다 연기에 도움이 되겠다 싶어 배운 운동이지만 그 종류만 수십여 가지에 이른다. 수영, 펜싱, 검도, 스쿠버다이빙, 헬스, 골프, 심지어 현대무용까지 안 해본 운동이 없다. 특히 펜싱과 검도는 상당한 실력을 자랑한다. 승마는 그 자신이 "국가대표 선발대회에 나갈 생각도 해봤다"고 농담을 할 정도로 수준급이다.

엄밀하게 마라톤이라고 부르지는 않았지만 달리기를 시작한 것도 꽤 오래 전의 일이다. 1980년대 중반 한창 연극에 빠져 있을 때였다. 그때는 일주일에 두세 번에서 많게는 서너 번 서울 강북 지역에서 연극 연습을 했다. 밤 10시쯤 모든 연습이 끝나면 온몸이 파김치가 됐다. 그런데도 그는 그 몸으로 서울 강남에 있는 집까지 늘 뛰어갔다. 밤이라서 주변은 조용했고, 아무도 그를 눈여겨보지 않았기 때문에 그렇게 편할 수가 없었다.

소리 없이 찾아온 고혈압이라는 불청객

그가 본격적으로 마라톤을 시작한 것은 2004년 여름 무렵이다. 수요일 오후 7시만 되면 반바지에 운동화 차림을 하고 남산 어귀에 있는 서울문화재단 사무실을 나섰다. 시야를 가리는 폭우나 폭설만 없다면 궂은 날씨도 마다하지 않고 달렸다. 회사직원과 동료연예인, 시민이 늘 함께 했기 때문에 '나 홀로' 달린 적은 거의 없었다.

그는 남산 순환도로를 코스로 선택했다. 남산 케이블카 승강장 맞은편 산책로 입구에서 출발해 석궁石弓 터인 석호정石湖亭을 지나 국립극장까지 달렸다. 총 왕복 7km의 이 코스는 마라토너들이 아주 선호하는 훈련코스다. 똑같은 거리를 달려도 이 코스는 오르막과 내리막길의 변화가 다양하고 경사가 가파르기 때문에 체력증진에 그만이기 때문이다. 대신 순간순간의 고통은 적지 않다. 내리막길에서 모처럼 편해졌나 싶으면 바로 가파른 오르막길이 나타나, 골인 지점에 이를 즈음이면 심장은 터지기 직전이 된다.

총 7km를 달리면서 중간에 걷거나 쉬는 법이 없기 때문에 주파 시간은 길어야 30분이다. 이쯤 되면 대략 평균 시속 14km의 강도인데, 가볍게 달리는 '조깅' 수준은 넘는다. 이 '단축 마라톤' 행사는 청계천이 개통된 2005년 10월까지 계속됐는데, 참가자들은 자발적으로 '청계천 문화성금' 5,000원씩을 내기도 했다. '건강도 챙기고 성금도 내자.' 행사의 기획의도가 여기에 있었다.

방송이 있는 날 특별한 약속이 없으면 그는 '포레스트 검프'가 된다. 방송 녹화를 끝내고 여의도 국회의사당 앞 한강둔치에서 운동화로 갈아 신는다. 그곳에서부터 영동대교 인근 토끼굴까지 약 13~14km의 거리를 동행 한 명 없이 묵묵히 한강변을 따라 달린다. 저물어가는 해를 보며, 때로는 어두운 강물을 바라보며 달리고

있으면 평화로움마저 느껴진다. 약 1시간 동안 달린 뒤 청담동에 있
는 집까지 1km 거리는 정리운동을 한다는 생각으로 걸어서 간다.

그의 춘천마라톤 완주는 숨어 있는 이런 노력이 있었기에 사실
가능한 것이었다. 물론 연기 때문에 시작한 운동이지만, 결국 건강
증진에 큰 자양분이 됐다. 그는 달리는 것에 특히 끌린다. 호흡과
발성을 가다듬는 데 아주 좋기 때문이다.

"호흡과 발성에 신경 써야 하는 분이라면 달려보세요. 달리기는
호흡을 조절하면서 소리를 내는 데 좋은 훈련이 됩니다. 저 역시
달리면서 그 훈련을 했지요. 호흡이 짧으면 긴 대사를 제대로 소화
할 수 없고 내면연기도 쉽지 않습니다. 저는 달릴 때 항상 소리를
내며 대사를 외웠습니다."

'연기의 연장'에 불과했던 달리기가 건강증진을 위한 마라톤으
로 바뀌기까지는 고혈압에 얽힌 남모르는 사연이 있다.

그는 원래 그 흔한 보약이 필요 없을 정도로 건강한 체질이었다.
당연히 자신의 몸에 병이 있으리라는 생각은 단 한 번도 한 적이 없
었다. 그러던 도중 1990년대 후반 급성장염으로 인해 병원에 입원
하게 됐다. 모든 검사를 끝내고 난 의사가 전혀 예상치도 못한 진단
을 내렸다. "급성장염이 문제가 아니라 고혈압이 더 심각합니다."

혈압은 최고(수축기)혈압이 120mmHg 미만, 최저(이완기)혈압이

80mmHg 미만이어야 정상으로 본다. 그러나 그의 최고혈압은 220mmHg까지 올라가 있었다. 의사는 "평소 건강한 체력을 유지하지 않았다면 이번 병으로 인한 후유증은 상당히 컸을 것이다"라고 말했다.

고혈압은 평소 증상이 나타나지 않다가 뇌졸중, 심근경색, 신부전증 등과 같은 치명적인 병으로 이어지는 경우가 많다. 그래서 고혈압을 '침묵의 살인자'라고 부른다. 고혈압 환자의 78%는 다른 병 때문에 병원을 찾았다가 우연히 고혈압을 발견하는데, 그 역시 78%에 해당된 것이다.

그는 가족내력에 의한, 즉 유전적 고혈압이었다. 평상시에 최저혈압은 100~110mmHg, 최고혈압은 150~160mmHg로 측정됐다. 누가 봐도 '명백한' 고혈압 환자였지만 그는 자신이 환자란 사실을 받아들이기가 쉽지 않았다. 그래서 처음에는 의사가 처방해 준 약도 먹지 않았다. 혈압은 좀처럼 떨어지지 않았고, 그는 "별 문제 있겠어?"라며 그냥 무시했다. 마라톤을 하면 혈압이 떨어진다는 사실을 발견한 것은 정말 우연이었다.

"달리고 난 뒤 혈압을 재 봤어요. 그런데 70/100mmHg으로 나온 거예요. 거의 정상인과 같은 수치였죠. 약을 먹을 때도 혈압은 100/140mmHg이었거든요. 마라톤이 고혈압을 제압한 셈이죠. 그래서 계속 달렸고, 이젠 완전히 고혈압에서 벗어났습니다.”

마라톤이 든든한 ‘건강 후원자’가 되면서 그는 요즘 다시 건강에 자신이 생겼다. 주변에서 건강철학을 물어볼 때도 ‘즐겁게 먹고 열심히 운동하면 건강해지지 않겠느냐’고 단순하게 말한다. 소원이 있다면 나중에 중병에 걸려 주변 사람을 힘들게 하지만 않았으면 좋겠다며 심드렁하다.

스스로를 책임지게 하는 마라톤의 묘미

건강에 대한 자신감을 회복하면서 생활도 활기를 찾았다. 1971년 연극무대에 데뷔한 이후 그는 TV, 영화뿐 아니라 대학교수로까지 꾸준히 활동영역을 넓혀갔다. 그리고 2004년부터는 서울문화재단 대표직까지 맡게 됐다. 서울을 세계적인 문화도시로 만들겠다는 꿈을 실현하기 위해 그는 요즘 어느 때보다 바쁜 나날을 보내고 있다. 물론 당장은 아니지만 하나둘 그는 꿈을 이뤄갈 것이라고 자신한다.

이제 그는 마라톤의 열렬한 옹호자가 됐다. 과거에는 헬스클럽 러닝머신(트레드 밀)에서 달린 적이 많았지만 마라톤을 시작한 이후로 재미가 없어졌다. 시시각각 변하는 자연을 음미하면서 달리는 마라톤과 실내에서 벽만 보고 달리는 것과 비교가 되겠냐는 얘기다. 여러 명이 함께 마라톤을 하면 친화력이 생겨 조직 문화에도 도움이 되며, 함께 뒤풀이를 하면서 맥주 한 잔 곁들이는 것도 금상첨화錦上添花다. 그래도 개인적으로는 홀로 달리는 것을 선호한다.

"마라톤은 자신과의 싸움입니다. 아무리 힘들어도 다른 사람이 괴로움을 대신해 줄 수 없으며, 모든 책임을 스스로가 지고 달려야 하죠. 그렇게 역경을 이겨낸 후 얻는 기쁨은 말로 표현할 수 없습니다."

마라톤은 매우 힘든 운동이란 사실을, 그는 잘 안다. 일단 달리기 시작하면 아무리 고통스럽더라도 절대 걷지 않는 것도, 그렇게 하면 힘이 더 들기 때문이다. 대체로 처음 3~4km까지가 가장 고통스럽다. 심장은 당장이라도 터질 것 같고 다리에서는 힘이 빠져나간다. 그럴 때면 '내가 왜 이 고생을 하지? 이렇게 힘든데 계속 달려야 하나? 그냥 그만둘까?' 라며 갈등에 빠진다. 그러나 그때 포기하면 진정한 마라톤의 묘미를 맛볼 수 없다.

"5km 정도가 지나면 다시 마음이 편해지기 시작하죠. 6~7km 이상을 달리면 기분이 좋아지면서 가빴던 숨소리도 차분해지고 몸은 날아갈 듯 가벼워집니다. 그때 저는 무아경無我境에 빠져들죠. 그 황홀함 때문에 마라톤을 버릴 수 없는 것 같아요."

마라톤의 장점은 또 있다. 반바지와 운동화만 있으면 언제 어디

서든 달릴 수 있다는 점이다. 아주 사소한 것처럼 보이지만 이런 간편함이야말로 마라톤을 더욱 돋보이게 하는 무기다.

그는 마라톤 풀코스를 두 차례 완주한 후배로부터 제대로 달리는 훈련을 받았다. 발 디디는 동작 하나에도 요령이 있다는 사실을 그때 처음 알았다. 발을 내디딜 때는 반드시 뒤꿈치부터 땅에 닿도록 하고, 땅에서 너무 많이 발을 들어올려 성큼성큼 뛰는 폼은 피해야 한다. 지면에 발을 붙이는 느낌으로 낮게 미끄러지듯 뛰어야 좋은 폼이다.

오르막길을 달릴 때는 상체를 약간 앞으로 내미는 게 좋고, 그때 보폭을 줄이면서 잰 걸음으로 더 많이 움직여야 체력낭비를 줄일 수 있다고 한다. 팔을 흔드는 데도 요령이 있다. 예전에는 팔을 많이 흔들지 않는 게 대세였지만, 요즘에는 팔을 L자가 되도록 뒤로 더 많이 빼는 추세라며, 그 역시 이 방법을 권했다.

그는 술을 별로 좋아하지 않아 직원들과 반주를 한두 잔 하는데 그친다. 담배는 4년 전에 이미 끊었다. 이런 습관을 유지하면서 마라톤으로 얻은 건강을 계속 지켜갈 작정이다.

"환갑이 넘고 무릎이 닳아 움직이지 못하는 신세가 되기 전까지는 계속 달릴 겁니다. 암. 그래야죠."

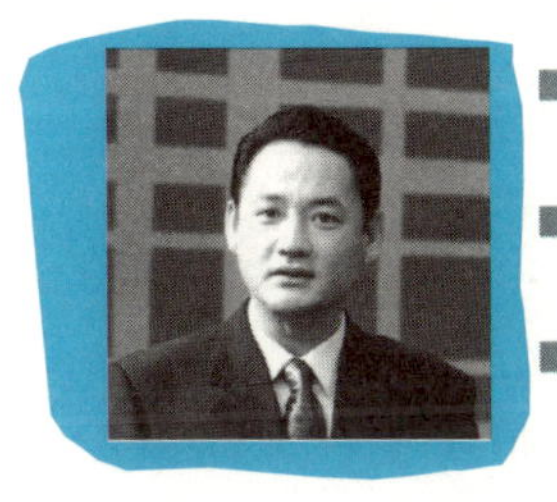

"평소 체력이 좋기 때문에 일반인이 거쳐야 할
단계를 줄일 수 있었던 것 같습니다."

을지대 의대 을지병원 족부정형외과 이경태 교수는 유인촌 씨의
마라톤 완주도전기를 이렇게 평가했다. 이 교수가 볼 때 유인촌 씨
는 전체 마라톤 훈련 4단계 중 2단계와 3단계의 중간이었던 것이
다. 평소 꾸준한 운동을 통해 체력을 보강하지 않았다면 완주 도전
은 무모했을 거란 얘기다.

이 교수는 마라톤 훈련을 하려면 4단계를 차근차근 밟을 것을 권
한다. 1단계는 누구나 도전이 가능하며 대략 5km를 계속 달릴 수
있는 체력만 갖추면 된다. 체력보강과 함께 1주일에 한두 차례
20~30분 연습을 해야 한다. 2단계부터는 1,2개월 단위로 중간목표
를 세워 종전보다 5~10%씩 운동 강도를 높여야 하며 반드시 1주
일에 3회 이상 30~40분씩은 훈련을 해야 한다. 보통 10km를 중간
에 걷거나 쉬지 않고 계속 달릴 수 있어야 하는데, 이 무렵 운동하

지 않으면 좀이 쑤시는 '운동중독증'에 빠져들기 쉽다. 3단계부터는 '전문적 훈련'이 필요하다.

"1,2단계는 물론 하프코스까지 완주할 수 있어야 3단계라고 할 수 있습니다. 이를 위해서는 매주 한두 차례 스피드 훈련을 해야 하며, 동시에 두세 차례 지구력 훈련도 병행해야 합니다. 4단계에 이르면 비로소 완주할 수 있는 체력이 되는데, 보통 하프코스를 5회 이상 완주했고 첫 하프코스 완주 후 1~2년은 지나야 적절한 도전시기라고 볼 수 있습니다."

이 교수는 유인촌 씨가 3~4km 정도에서 괴로웠다가 5km를 넘어서면서 평온을 찾는 건 지극히 당연하다고 말한다. 이를 '러너스 하이runner's high'라 부르는데, 육체 한계를 느끼면 뇌에서 엔도르핀이 분비돼 통증을 느끼지 못하도록 하는 것이다.

마라톤은 대표적인 유산소 운동으로 심폐 및 근지구력을 강화시키는 데 큰 도움이 된다. 쉽게 말해 심장이 혈액을 한 번에 뿜어내는 능력이 커지는 것인데, 자동차에 비유하자면 엔진 출력이 좋아지는 것과 같다. 유인촌 씨처럼 고혈압 환자에게 아주 좋은 운동요법이 된다. 다만 의사가 처방한 약은 항상 복용해야 하며 운동만으로는 고혈압을 고칠 수 없다는 점도 잊어서는 안 된다.

마라톤을 해서는 안 되는 사람도 있다. 비만체형은 과도한 체중

부하 때문에, 노인은 약해진 관절 때문에 일반적으로 달리기가 권고되지 않는다. 이럴 때는 빨리 걷기나 수영이 좋으며 그마저도 힘에 부친다면 오랜 시간 산책하는 게 가장 좋다. 또 가슴에 통증이 있거나 빈혈이 있을 때, 골다공증이나 천식 또는 당뇨병 증세가 있을 때에도 달리기는 독이 될 수 있다.

보통 마라톤을 할 때는 체중의 3배가 넘는 하중이 관절에 전달된다. 그래서 부상이 자주 발생하는 단점이 있다. 부상 부위 또한 체중의 부하가 가장 많은 부위부터 무릎→발과 발목→허리→엉덩이 관절 순이다.

"부상을 줄이려면 허리를 곧게 세우고 몸을 지면과 수직이 되도록 하고 달려야 합니다. 머리는 숙이지 말고 시선은 20m 정도 전방을 응시하세요. 초반부에는 코 호흡만으로도 충분하지만 속력을 내기 시작하면 코와 입을 모두 사용해야 합니다. '허허 하하' 하는 식으로 들숨과 날숨을 두 번씩 반복하는 게 좋습니다."

초보자라면 보폭을 평소 걸음의 절반 정도로 종종걸음을 하듯 뛰는 게 좋다. 또 보통 속도로 달릴 때는 발뒤꿈치부터 땅에 닿는 게 맞지만 보폭이 30cm 미만일 때는 앞쪽 발바닥이 먼저 땅에 닿도록 하는 게 피로감을 줄이는 방법이다. 언덕을 올라갈 때는 자신의 발끝을 보면서, 내리막에서는 보폭을 줄이고 뒤꿈치 부분이 먼저 땅에 닿도록 상체를 뒤로 당겨 가속도를 줄이는 것도 부상을 줄이는 방법이다.

"초보자일수록 대충 운동하려는 경향이 강합니다. 절대 그래서는 안 됩니다. 반드시 원칙을 지켜야 탈이 나지 않습니다."

운동화부터 잘 골라야 한다. 달릴 때 발이 약간씩 커지기 때문에 러닝신발을 살 때는 발이 커지는 오후가 좋고 양쪽 발 중 큰 발의 치수에 맞추도록 한다. 러닝신발의 수명은 643~804km 정도다. 따라서 일주일에 10km씩 2회 달린다면 32~40주마다 신발을 교체하도록 한다.

복장에도 신경을 써야 한다. 어두울 때는 흰색 옷을, 겨울에는 보온 효과가 높은 옷을 입는다. 혹시 모를 비상사태에 대비해 신분증과 휴대전화를 지참하고 운동 전에 주변 사람에게 어디서 달리며, 언제 돌아올 것인지를 말해 두는 게 좋다. 도로에서는 자동차가 오는 방향으로 달려야 교통사고를 방지할 수 있다. 교차로를 건널 때에도 운전자와 시선을 맞춘 뒤 움직여야 한다. 물은 충분히 마시되 한 번에 많은 양보다는 적은 양의 물을 여러 번 나눠 마시는 게 좋다.

편안한 발 만들기 7대 원칙

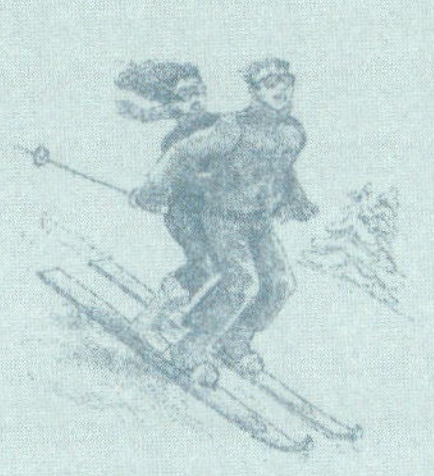

1. 발을 사랑하라.

발은 매우 복잡한 인체 부위 중 하나다. 총 26개의 뼈와 100개가 넘는 인대, 근육, 힘줄, 신경 등이 매우 복잡하게 얽혀 있어 '제2의 심장' 기능을 수행한다. 아무리 못해도 하루에 한 번은 발을 돌봐주는 자세가 필요하다.

2. 족탕을 하라.

42~44도의 따뜻한 물에 10~15분 정도 발을 담그면 혈액순환이 촉진되면서 근육을 풀어주는 효과가 있다. 매일 해주면 좋지만 그게 어려우면 저녁에 발을 씻을 때 조금 더 담그고 있거나 족욕기를 이용해도 된다.

3. 발마사지를 하라.

발에는 매우 작은 '소 근육'들이 몰려 있어 '약간 큰일을 했다' 싶으면 쉽게 피로가 나타난다. 이를 해결하기 위해서는 평소 발마사지를 해 주는 게 좋다. 발바닥의 아치 밑 부분이나 소 근육이 많이 밀집돼 있는 발가락 사이를 집중적으로 마사지하는 게 좋다. 마사지는 발에서 심장 쪽 방향으로 하는 것이 원칙이다. 골프공을 놓고 발바닥으로 굴려도 마사지 효과가 있다. 부엌에서는 대나무를 반으로 쪼갠 것 위에 발을 올려놓고 일을 하는 것도 좋다.

4. 발 근육을 강화시켜라.

발이 덜 피곤하게 미리부터 근육을 강화하는 게 좋다. 발가락으로 수건 집어올리기, 발가락으로 공깃돌 줍기, 발가락 폈다 오므리기, 계단 끝에 발 대고 위 아래로 움직이기 등이 대표적이다. 이런 훈련을 오래 하면 발가락을 손가락처럼 정교하게 쓸 수 있다.

5. 굳은살과 티눈을 관리하라.

굳은살과 티눈은 딱딱하기 때문에 부드러운 살을 눌러 통증을 유발할 수 있다. 따라서 지나치지 않게 관리를 해줘야 하는데, 목욕탕에서 돌 같은 것으로 벅벅 문지르는 것은 감염의 위험이 크기 때문에 좋지 않다. 보통 티눈고라고 부르는 각질연화제를 바르거나 신발 깔창을 바꾸는 방식으로 서서히 없애는 게 좋다.

6. **신발 선택을 신중히 하라.**

좋은 신발과 나쁜 신발을 구분할 줄 알아야 발도 편안해진다. 좋은 신발은 부드러운 가죽을 이용하고 바닥이 둥근 모양으로 돼 있어 체중 이동이 쉽다. 또 신발 깔창도 체중을 잘 분산시키도록 만들어져 있다. 마라톤화, 조깅신발 외에 할머니 신발로 알려진 기능성 신발이 대표적이다. 반면 나쁜 신발은 앞 끝이 뾰족하거나 굽이 높은 하이힐, 바닥이 딱딱한 것들이다.

신발을 선택할 때는 첫째, 너무 패션에 치우친 신발은 피해야 한다. 물론 예쁜 신발을 신고 싶겠지만 패션 신발은 멋을 부려야 하는 자리에서만 신는 게 좋다. 둘째, 발의 길이뿐 아니라 발의 폭까지 고려해야 한다. 실제 발 관련 질환 중에 가장 많이 차지하고 있는 ‘발의 변형’은 폭을 고려하지 않았기 때문에 생긴 것이다.

7. **오래 서 있었으면 그 다음에는 쉬어라.**

백화점 직원, 교사, 아나운서, 스튜어디스, 교통순경 등 평소 오래 서 있어야 하는 직업의 경우 발에도 무리가 가기 쉽다. 이런 사람들은 1시간 서 있었으면 반드시 10분은 누워 다리를 올린 상태에서 휴식을 취하는 게 좋다.

운동건강 상태 테스트하기

내가 운동 부족이 아닐까? 바쁜 일상에
쫓기다 보면 운동은 뒷전으로 밀려 있
기 일쑤다. 차일피일 미루기만 하고 있
는 것은 아닌지. 나의 운동건강 상태를
체크해 보자.

다음 운동 부족 자가진단 표를 이용해 지금 상태를 체크해 보자. 총 6개의 질문에 하나라도 '아니오' 라고 대답했다면 운동 부족의 가능성은 있다. 2~3개가 '아니오' 라면 운동 부족일 가능성이 높다. 4개 이상이 '아니오' 라고 답한다면 심혈관계질환 등 질병이 생길 수 있을 정도로 운동 부족이 심각한 상황이다. 전문가와 상담을 받아 자신에게 맞는 처방을 구하는 게 좋다.

	예	아니오
1. 숨차고 다리가 무겁고 피로한 기색 없이 1,2층의 계단을 올라갈 수 있다.	☐	☐
2. 엘리베이터나 에스컬레이터 대신 계단을 이용한다.	☐	☐
3. 주말에 여가를 즐기기에 충분한 체력이 있다고 자신한다.	☐	☐
4. 운전하는 것보다 10분간 걷는 것을 선호한다.	☐	☐
5. 빨리 걷기, 등산 등 가벼운 운동을 하면서 대화를 나눌 수 있다.	☐	☐
6. 매주 최소 3회 이상 땀을 흘리고 숨이 찰 정도의 가벼운 운동을 15분 이상 한다.	☐	☐

30대가 넘어서면 대부분 운동 2~3개의 '아니오' 가 나타난다. 아직 크게 걱정할 수준은 아니다. 바로 운동을 시작하면 되기 때문이다. 걷기와 달리기 같은 유산소운동이 가장 권유된다. 그러나 운동의 강도는 그 사람의 건강 상태에 따라 달라져야 한다. 그렇지 않을 경우 자칫 운동 부작용으로 인해 오히려 안 하느니만 못한 결과가 나올 수도 있다. 자신의 몸 상태부터 봐야 하는 게 그 때문이다. 이를 위해서는 다음 심혈관계질환 가능성 등 운동위험인자를 먼저 체크해 보는 게 좋다.

	예	아니오

1. 심장동맥 위험인자

-안정 상태 혈압이 140/90mmHg 이상으로 높다.　　□　　□

-혈중 콜레스테롤이 240mg/dL 이상이다.　　□　　□

-담배를 피운다.　　□　　□

-당뇨병을 앓은 지 10년 미만이다.　　□　　□

-비만이다.　　□　　□

-부모와 형제 중 55세 이전에 급성심근경색으로 숨진 일이 있다.　　□　　□

-활동량이 전혀 없다.　　□　　□

2. 심폐질환 및 대사질환의 징후

-운동 후 구토 어지럼증 등이 있다.　　□　　□

-의식이 맑지 못하고 식은땀이 나며 얼굴이 창백해진다.　　□　　□

-운동 중 가슴이 갑자기 두근거리거나 가슴 목 등에 통증 또는

　압박감이 느껴진다.　　□　　□

-염증성 질환에 감염됐다.　　□　　□

-조금만 움직여도 숨이 빨리 찬다.　　□　　□

-과거에 기절이나 졸도를 한 적이 있다.　　□　　□

1번 해당사항이 2개 이하이며 2번 해당사항이 없으면 '건강그룹' 이다. 능력 내에서 편안하게 60분 이상 운동을 유지할 수 있는 중간 강도의 운동이 좋다. 1번 해당사항이 3개 이상이거나 2번 해당사항이 2개 이상이면 '위험인자 보유군' 이다. 가슴통증이 없는 경우에 한해 중간 강도의 운동을 하되 이상 징후가 있으면 전문가와 상담을 받아야 한다. 1번 해당사항이 5개 이상이라면 2번 해당사항과 관계없이 '고위험군' 이다. 운동

전에 미리 전문가와 상담을 해야 한다.

진단 1에서 운동 부족이 아니라면 진단 2에서는 대부분 건강그룹으로 나온다. 다만 진단 1에서 운동 부족이라 해도 진단 2에서 건강그룹으로 나우는 경우도 많다. 이럴 경우 운동을 하되 운동 목적을 먼저 분명히 해야 한다. 이는 그에 따라 운동 강도를 달리 해야 하기 때문이다.

<진단 3. **운동 강도 측정하기**>

핀란드의 카보넨 박사가 만든, 심장박동수(심박수)를 활용한 공식을 이용해 지금하는 운동 강도가 적합한지를 알아보자. 먼저 다음 공식에 따라 적정심박수를 계산한다

적정심장박동수=[(220-나이) - 운동 전 심장박동수]×운동 강도+운동 전 심장박동수

공식에 입력할 운동 강도는 체중감량이 목적일 때 0.5~0.7, 질병예방 등 건강증진이 목적일 때 0.6~0.8, 운동선수처럼 전문적인 체력상승이 목적일 때 0.7~0.9 정도라야 한다. 운동 강도를 집어넣고 적정심장박동수를 계산한 뒤 실제 운동을 하다가 1분간 심박수를 재보면 된다. 실제 심박수가 적정심박수와 비슷할 때 목적에 맞게 운동을 하고 있다고 볼 수 있다.

<진단 4. **나는 어떤 레포츠가 좋을까**>

3가지 진단에서 운동 부족의 징후가 없고 건강그룹에 속하며 목적에 맞는 강도로 운동하고 있

다면 어떤 운동을 해도 상관없다. 그러나 진단 2에서 불합격이었다면 운동처방을 받는 게 좋다. 최근 늘고 있는 레포츠도 마찬가지다. 진단 2에서 불합격을 받았다면 전문가와 상의를 한 뒤 레포츠 종목을 결정해야 한다. 그 경우가 아니라면 레포츠별 속성을 알고 자신에게 맞는 것을 고르도록 한다. 대표적인 레포츠인 수영, 인라인스케이팅, 산악자전거, 스키를 비교하면 다음과 같다. '상'은 최고 수준을, '하'는 최저 수준을 의미한다.

	수영	인라인스케이팅	산악자전거	스키
시간당소비열량(1kg)	7.70	5.72	5.94	5.72
상체 체력 강화	상	중	하	중
하체 체력 강화	중	상	상	상
부상 위험	하	상	중	상
기술 필요도	중	상	하	중
보호 장비 필요도	하	상	중	중
운동 공간 접근성	중	중	상	하
운동의 사교성	하	상	상	중
투자 비용	하	중	중	상

만약 상체를 키우고 싶다면 위의 4가지 레포츠 중 수영을 선택하는 게 가장 현명한 방법이다. 그러나 하체를 키우고 싶다면 수영은 부적합하다. 상체와 하체를 고루 키우고 싶다면 산악자전거를 제외한 나머지를 선택하면 된다. 그러나 아무데서나 즐기기를 원한다면 산악자전거가 가장 좋다. 다치지 않고 운동하고 싶다면 수영이 낫다. 이처럼 자신의 요구에 맞춰 운동 종목을 고르는 게 바람직하다.

대부분의 운동이 하체를 많이 쓴다. 그렇게 때문에 발을 수시로 체크하는 게 좋다. 모양이 변형됐는지, 통증은 있는지를 확인하면 어느 정도 병에 대해 짐작할 수 있다. 다음은 직접 확인해 볼 수 있는 5가지 상태다. 여기에 해당하지 않으면 전문기관을 찾아 원인을 알아내야 한다.

1. 엄지발가락이 아프다

발가락이 안쪽으로 휘었거나 발가락 위로 뼈가 돋아난 게 원인이다. 빠른 시간 내에 병원을 방문하는 게 좋다.

2. 다른 발가락이 아프다

변형은 관절이 원인이며 통증만 있다면 높고 좁은 신발을 신어 신경이 두꺼워진 탓이다. 발가락으로 수건을 잡거나 티슈, 공깃돌 등 물건 집는 훈련으로 근육을 강화하도록 한다.

3. 발등 중간이 아프다

외상이 있으면 관절염, 그렇지 않으면 평발일 수 있다. 신발에 깔창을 깔면 도움이 된다.

4. 발뒤꿈치가 아프다

발바닥에도 통증이 있으면 족저근막염이 의심된다. 벽이나 기둥에 양손을 대고 발을 뒤로 쭉 뻗은 후 바닥에 발바닥을 밀착시키는 아킬레스건 스트레칭을 해주면 좋다.

5. 발목이 아프다

삔 적이 있다면 만성적인 발목관절 불안이다. 방치하면 관절염 또는 연골 파괴로 이어질 수 있다. 발목과 발이 90도가 되게 한 후 발끝에 고무줄을 걸고 왼발은 왼쪽, 오른발은 오른쪽으로 발목 돌리는 운동을 하면 좋다.

03

음식건강

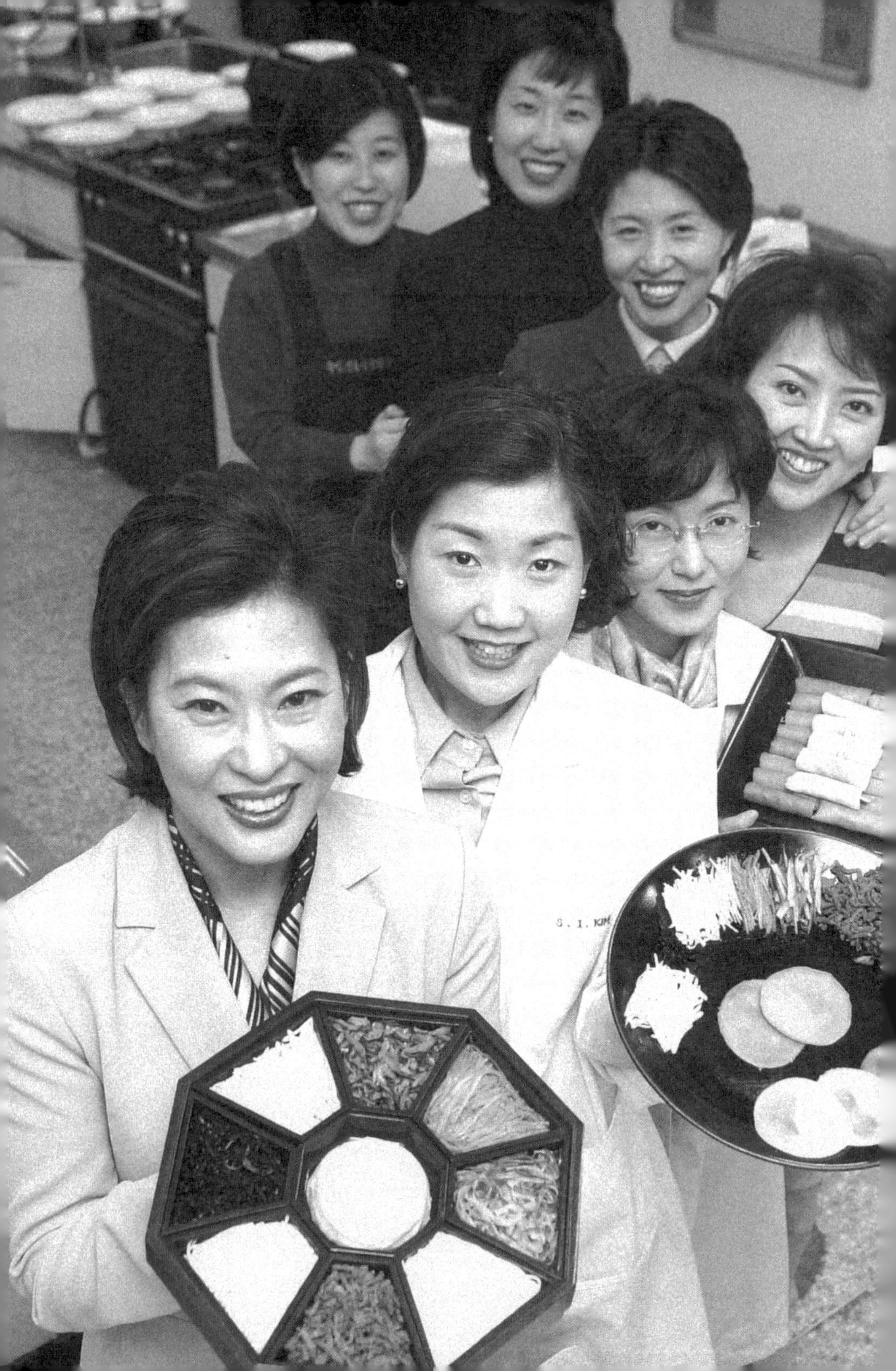

먹는 음식을 알면 건강이 보인다

한영실 숙명여대 교수

KBS(한국방송공사)의 간판 건강프로그램 〈비타민〉의 '위대한 밥상'에서 감칠맛 나는 말솜씨로 음식건강을 일러주는 여성출연자가 있다. 그가 바로 2005년 11월 국내 대표로 부산 APEC회의에서 정상들의 만찬을 준비했던, 숙명여대 식품영양학과 한영실 교수다. TV 화면만 봐도 알 수 있듯이 그는 키 169㎝에 몸무게 55kg의, 20대 못지않은 늘씬한 몸매를 자랑한다.

그러나 그에게도 한때 거구였던 시절이 있었다. 그것도 비만 때문에 무릎과 허리가 아파 서 있지 못할 정도로 힘들었을 만큼…….

둘째아이를 낳은 뒤 독일 본에서 유학생활을 하던 1991년에 그는 체중이 무려 72kg까지 나간 거구였다.

몸이 아픈 원인이 비만 때문일 거라고는 꿈에도 생각하지 못했다. ‘병’의 원인을 찾기 위해 이 병원 저 병원을 전전하며 검사란 검사는 다 받아봤다. 그러나 MRI(자기공명영상) 촬영까지 했는데도 원인은 밝혀지지 않았다. 그러다 명의로 소문난 한 의사를 만났고, 그 의사는 그를 보더니 대뜸 웃으면서 “가지고 있는 가방을 저울 위에 올려봐라”고 말했다. 그는 ‘별 뜬금없는 일을 다 시킨다’고 생각하면서도 시키는 대로 따랐다. 저울의 눈금은 7kg을 가리켰다. 의사가 그제야 그를 보면서 “평소 이런 가방 두 개를 항상 몸에 지니고 사는 꼴인데, 안 힘들면 그게 이상하지 않겠느냐”라고 말했다.

그때까지만 해도 비만은 남의 얘기인 줄로만 알았다. 뒤늦게 살을 빼야 한다는 위기감이 닥쳤다. 효험이 있다는 다이어트는 모두 시도했다. 빨리 살을 빼고 싶은 욕심에 처음에는 단식에 돌입했다. 거의 굶다시피 해서 2주 만에 무려 7kg을 뺐다. 그러나 다시 식사를 재개하자 바로 7.5kg이 쪄 버렸다. 식욕을 억제하는 침을 맞기도 했고, 포도, 감자 등 원푸드다이어트도 시도했다. 그러나 모두 소용이 없었고, 그는 절망했다.

그러던 차에 우연히 동료 연구원이 식사시간에 하는 말을 들었다. "난 이미 750kcal를 먹었으니까 디저트는 안 먹을 거야." 그 소리에 귀가 번쩍 뜨였다. 그동안 살을 빼겠다고 앞뒤 안 가리고 달려들기만 했지 음식섭취량을 줄일 생각은 전혀 하지 않았던 스스로를 돌아보게 됐다. 본인 자신이 영양사 면허를 가지고 있고 현장 실습도 했지만, 그때까지만 해도 칼로리를 계산하려면 각각의 식품을 100그램당 열량을 찾아 섭취량으로 환산하는 번거로운 작업이 필요했다. 그래서 칼로리에 대한 지식이 없는 사람이라도 쉽게 계산할 수 있는 칼로리 책을 만들기로 결심하였다.

인생을 바꿔준 칼로리 다이어트

칼로리 다이어트는 음식 열량을 먼저 익히고 하루 섭취량을 계획한 뒤 그에 맞게만 먹으면 살을 뺄 수 있다는 아주 당연하고 과학적인 이론이다. 그러나 기초대사량에도 못 미칠 정도로 음식 섭취량을 줄이는 것에는 반대한다. 그 경우에는 단식과 마찬가지로 요요현상이 생기기 때문이다. 얼마나 줄여야 할까? 그가 스스로를 임상시험 대상으로 삼았다.

"성인 여성의 하루 적정 칼로리 섭취량은 2,000kcal입니다. 그 점을 감안해 매번 식사 때마다 계획적으로 세 숟가락씩을 덜 먹었어요. 그렇게 했더니 8개월간 14kg이 빠졌어요."

한국에 돌아온 뒤 그는 사람들이 한때 자신이 그랬던 것처럼 살을 빼야 한다는 생각에만 사로잡혀 있을 뿐 칼로리에는 거의 신경 쓰지 않고 있었다는 사실을 발견했다. 그때부터 그는 평소 먹는 식품과 음식, 가공식품 그리고 조미료까지 분석하여 1인 분의 칼로리를 조사하고 직접 조리 과정을 거쳐 데이터를 얻었다. 여기에 미국과 독일 일본의 칼로리북을 참조해 한국인에 맞는, 칼로리를 일일이 계산하지 않고 한눈에 쉽게 알 수 있는 '칼로리 건강법'과 '쉽게 찾는 칼로리북' '당뇨병 칼로리북' 등 한국형 칼로리북 시리즈를 내며 '칼로리 박사'라는 호칭을 듣게 된 것이다.

그가 다이어트에 성공한 직후 사람들은 "한 교수가 독하니까 성공한 거지"라며 그의 의지력을 성공 요인으로 꼽았다. 어떻게 음식을 먹으면서 그렇게 쉽게 칼로리를 조절할 수 있느냐는 것이었다. 오기가 생긴 그는 여러 사람을 대상으로 검증해 보이기로 했다.

2001년 '알기 쉬운 식품학' 강의시간에 그의 강의를 듣는 학생들에게 파격적인 제안을 했다. 원하는 사람에 한해, 중간시험을 치르지 않는 대신 8주 동안 칼로리 다이어트로 체중감량에 성공하면 만점을 주겠다고 했다. 23명의 학생이 지원했다. 그들은 평소 생활방식을 그대로 유지하고 체중감량에 영향을 미칠 수 있는 다른 방법은 쓰지 않으면서 오로지 칼로리만 계획적으로 줄였다. 결과는 그의 예상대로였다. 23명 모두 3kg에서 8kg까지, 정도는 약간씩 달랐지만 체중감량에 성공했다.

"놀라운 점은, 학생들이 맘껏 먹으면서도 별 불편을 느끼지 않았다는 거예요. 그 전에는 '먹으면 살이 찌지 않을까' 라고 걱정하며 죄의식 같은 것까지 느꼈다고 하더군요. 사실 다이어트를 하는 젊은 여성들이 대부분 그렇게 생각하죠. 그러나 칼로리 다이어트는 음식을 제한하지 않기 때문에 스트레스가 없어요. 그 점을 학생들의 테스트에서 확인한 거죠."

그 역시 먹는 것을 즐기는 사람이다. 다이어트를 한다고 해서 배를 곯은 적이 없다. 그는 잡곡밥에 생선을 곁들인, 한상 가득 차린 한식을 아주 좋아한다. 상추나 깻잎에 쌈장을 얹고 풋고추와 생선을 올려 싸 먹으면 행복하기 그지없다. 그는 다시마쌈이나 양배추 삶은 것, 취나물 등 무엇이든 쌈을 싸 먹는 것을 매우 좋아한다. 여름에는 계절 별미인 콩국수를 하루가 멀다 하고 먹는다. 그가 말하지 않아도 조교들이 점심때는 으레 알아서 콩국수를 주문할 정도다.

그는 음식 종류도 가리지도 않는다. 물론 가능하면 지방 함량이 높은 음식은 자제하지만 그렇다 해서 정색하고 안 먹는 법은 없다. 맛있는 튀김이 있다면 정말 맛있게 먹고 초콜릿이나 꿀처럼 단 것도 마다하지 않는다. 주말에 아이들과 돌아다니다가 지치면 카페에 앉아 큰 머그잔에 커피와 함께 생크림을 듬뿍 얹은 조각 케이크를 주문해 먹는다.

다른 사람과 다른 점이 있다면, 그는 칼로리를 미리 계산한다. 아침 600kcal, 점심 700kcal, 저녁 700kcal 등 총 2,000kcal 이내로 하루 섭취열량을 정하고 그 이상 넘지 않는다. 300kcal의 튀김을 간식으로 먹었다면, 점심때 150kcal, 저녁때 150kcal를 줄이면 평상시와 똑같은 양을 먹는 것이다. 역으로, 저녁식사가 거해질 것 같으면 아침때 300kcal, 점심때 300kcal를 적게 먹어 600kcal 정도의 '여유 공간'을 남겨둔다. 그렇게 하면 저녁 때 1,300kcal를 먹어도 평소보다 전체 섭취열량이 많은 것은 아니다.

많은 사람들이 술을 무조건 나쁘다고 하지만 그는 생각이 다르다. 물론 술을 많이 마신다면 문제가 되겠지만 요령껏, 즐겁게 마시면 굳이 술 때문에 스트레스를 받을 필요는 없다고 말한다. 술과 함께 나오는 안주는 얼마나 맛있는가? 안주는 살이 찐다고? 그러나 이 역시 칼로리만 잘 안다면 별 문제가 되지 않는다.

"그럴 때는 전체 섭취열량을 계산하는 기간을 1일에서 2~3일 단위로 연장하죠. 3일간 총 9끼니를 먹으면 적정 섭취량은 6,000kcal 정도입니다. 술을 먹는 날은 저녁 한 끼가 약 1,200kcal 정도인데, 보통 때의 700kcal보다 500kcal을 초과한 것이죠. 그러면 500kcal

를 3일로 나눕니다. 대략 하루에 170kcal 정도만 평소보다 덜 먹으면 결국 마찬가지가 되는 거죠."

남자에게도 이 방식을 그대로 적용할 수 있다. 보통 남자의 적정 섭취량은 하루에 2,500kcal 정도다. 그러면 저녁식사는 약 900kcal가 적당한데, 한번 술을 마셨다 하면 기름진 안주 때문에 보통 3,000~3,500kcal를 먹게 된다. 평소 저녁식사보다 약 2,200kcal 정도를 과잉 섭취한 것이다. 이것을 일주일, 즉 7일로 나누면 대략 하루에 700kcal 정도가 된다. 점심과 저녁의 식사를 조금씩 줄이고 운동을 조금 더 해주면 700kcal는 쉽게 없앨 수 있다. 사람마다 기초대사량이 다르고 활동량 등 개인차가 있지만 보편적으로 적용할 수 있는 이론이다.

계획성 있는 삶의 습관이 건강 유지의 관건

중년이 되면 아무래도 '나잇살'이라고 부르는 군살이 붙을 법도 하지만 그의 체중이 1년 내내 정상 체중 이상을 넘지 않고 55~58kg을 유지하는 것도 이처럼 칼로리를 늘 염두에 두기 때문이다. 나아가 그는 필요하다면 3kg 정도는 수시로 불리거나 줄일 수 있는 경지에까지 이르렀다. 실제 비타민 특집 프로그램을 할 때는 20대 여성용으로 만들어진 예쁜 옷이 탐나 3kg을 금세 빼기도 했다.

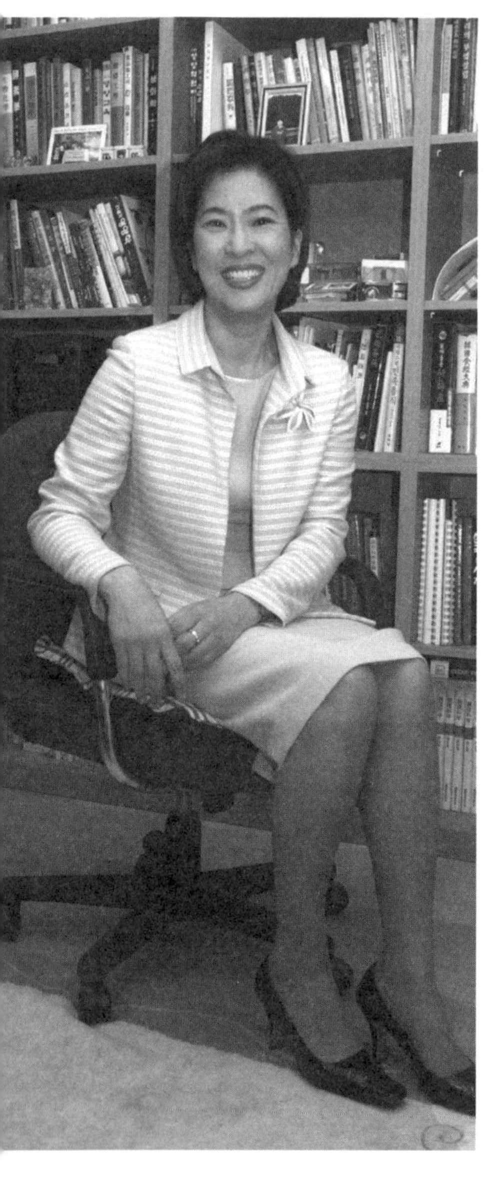

물론 그의 이런 방식이 칼로리를 잘 모르는 사람들에게는 낯설 수도 있다. 어쩌면 칼로리를 계산해야 한다는 사실에서부터 일찌감치 스트레스를 받고 달아날 수도 있다. 그 또한 하루아침에 칼로리 조절이 생각대로 척척 이뤄진 것은 아니다. 그러나 복잡한 수학 미적분 공식도 처음 원리를 익힐 때는 어렵지만 일단 '내 것'이 되면 술술 넘어간다. 칼로리 다이어트 역시 같은 원리다.

그러나 우리 주변에는 수학 미적분 원리도 알려 하지 않고 고난도의 문제를 풀려는 사람들이 많다. 게다가 미적분 원리 격인 '칼로리 북'은 맘만 먹으면 쉽게 구할 수 있지 않은가? 미적분 원리까지 대신 모두 풀어준 셈이다. 그런데도 사람들은 알려 하지 않는다. 그는 이 점이 정

말 답답하다. 그는 건강식품을 먹거나 고가의 다이어트 프로그램
을 권하지 않는다. 다만 깨닫지 않고 '앞으로도 괜찮을 거야'라며
낙관주의에 젖어 산다면, 미래의 건강을 보장할 수 없다는 점만은
확실히 한다.

그는 자신이 먹는 음식의 칼로리를 계산하는 것은 단지 살을 빼
기 위한 것만은 아니라고 말한다. 음식의 칼로리를 알게 되면 그 음
식에 들어 있는 영양소와 기능에 대한 정보도 얻게 되기 때문에 바
로 건강한 식생활 습관으로 이어진다고 생각하는 것이다. 이는 결
국 좋은 건강을 갖게 되는 지름길로 가는 길이라고 힘주어 말한다.

"사람들은 참 이상해요. 투피스 하나를 사도 어디 가서 어떤 색
깔의 옷을 살까 고민하잖아요? 얼마짜리가 적당할까, 단추가 둘인
게 좋을까 셋인 게 좋을까, 고민하는 게 한두 가지가 아니죠. 그렇
게 하고도 막상 옷 앞에 서면 이 옷이 잘 어울리나, 또 고민하죠.
이처럼 옷 하나를 사면서도 그렇게 공을 들이는데, 왜 평생 사는
데 가장 중요한 건강에는 무심한지 정말 모르겠어요. 낙숫물에 바
위가 뚫리는 것처럼 평소 아무 생각 없이 먹는 식습관이 몸을 상하
게 할 수도 있다는 사실을 사람들은 왜 모를까요?"

식사에서의 계획성은 평소 그의 일상생활에서도 고스란히 나타
난다. 친한 사람들은 그를 '바람돌이'라고 부른다. 학교에서 강의

동과 연구동, 본관을 오갈 때 팔을 크게 휘저으며 달리듯이 다니기 때문이다. 차를 운전하던 중 신호대기 상태가 될 때도 가만히 있지 않는다. 그럴 때는 항상 팔을 앞으로 쭉 뻗거나 천장 쪽으로 밀어낸다. 이런 행동에도, 그러나 알고 보면 숨겨진 의도가 있다.

"헬스클럽에 가서 운동을 하면 좋지만, 솔직히 갈 짬이 없어요. 그래서 짧은 거리를 이동해도 운동 효과를 내기 위해 후닥닥 뛰어다니는 겁니다. 항상 책을 들고 다니는 것도 비슷한 이유죠. 책 무게만 해도 1~2kg이나 되거든요. 차 안에서 스트레칭을 하는 것도 '틈틈이 유연성 운동을 하자', 뭐 이런 거와 비슷해요."

그의 이런 '계획적'인 성격은 어렸을 때부터 자연스럽게 만들어졌다. 실제 식품영양학을 전공한 것도 모두 그의 어머님의 '계획'이라고 봐도 무방하다. 어렸을 때 다른 집과 달리 '공부하라'는 말을 들은 적이 없다. 그러나 식사를 거를 때만큼은 어머님의 불호령이 떨어졌다.

"어머님이 시집을 와서 보니까 시댁식구들이 모두 키가 작았대요. 그래서 내 아이들만은 큰 키를 만들겠다고 다짐하셨어요. 우리 형제는 늘 '콩나물국을 먹으면 키가 큰다' '고구마를 먹으면 변이 잘 나온다'와 같은 음식 이야기를 들으며 자랐어요. 콩을 비롯한 오곡을 골고루 두어 늘 잡곡밥을 먹이시고, 미역국 하나를 끓이셔도 쇠고기, 멸치, 홍합, 다시마 등을 번갈아 우려내어 끓여 주셨어요. 어머님의 음식뒷바라지는 정말로 눈물겨울 정도였어요.”

그 덕분인지 그는 고등학교에 다닐 때 현재의 키인 169cm에 이를 수 있었다. 당시 미스코리아의 평균 키가 163~165cm이었으니까 어머님의 소원이 이뤄진 셈이다.

요즘 그는 그 어느 때보다 어머님의 혜안慧眼에 감사하는 마음이다. 대학 입학을 앞두고 학과를 결정할 때 어머님은 “지금은 건강을 책임지고 있는 것이 의학이지만, 네 시대는 음식이 병을 고치는 시대가 될 것이다”라며 그를 식품영양학과로 보냈던 것이다. 그래서 그는 아무리 파김치가 돼서 집에 들어와도 어머님의 정성과 교육을 생각하며 가족과 자신이 먹을 음식만큼은 직접 만든다.

“음식은 문화이고 문화의 기본 요소는 소통이라고 생각해요. 만들 때부터 이미 먹을 사람과의 소통이 시작되죠. 그래서 아무리 짜증나는 일이 있다 해도 음식을 만들 때만큼은 차분하게 사랑과 정성을 담으려고 하죠. 사람들이 제 음식이 맛있다고 하는 것도 그 때문이 아닐까요?”

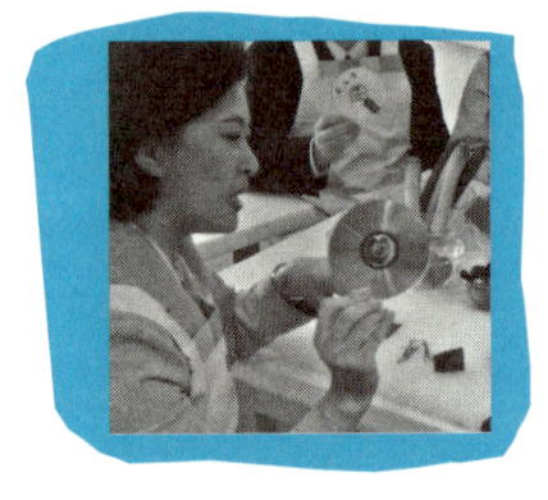

한영실 교수가 추천하는 웰빙 다이어트 식단

1일 적정 영양권장량은 성인 남성의 경우 2,500kcal, 성인 여성은 2,000kcal이다.

다이어트를 해야 한다면 여기에서 칼로리를 약간 줄이는 게 바람직하다. 따라서 300kcal가 적은, 남성은 2,200kcal, 여성은 1,700kcal 정도를 유지하면 가장 좋은 웰빙 다이어트 식단으로 볼 수 있다.

끼니마다 같은 밥을 먹기보다는 다른 밥을 먹는 게 좋다. 남성의 경우, 아침 현미밥, 점심 콩나물밥, 저녁 콩밥이 좋으며, 여성은 아침 완두콩밥, 점심 버섯덮밥, 저녁 현미밥을 먹으면 좋다.

모범적인 식단을 기준으로 하면 남성은 아침 710kcal, 점심 720kcal, 저녁 770kcal를 유지하는 게 이상적이다. 여성은 아침 550kcal, 점심 540kcal, 저녁 610kcal를 유지하는 게 좋다. 대체로 저녁식사가 다른 식사 때보다 약간 열량이 높다.

각 식사에는 단백질과 탄수화물, 불포화지방산이 골고루 배분되도록 음식을 준비하는 게 좋다. 또 칼슘 등 한국인이 특히 부족하기 쉬운 미네랄도 충분히 먹도록 한다.

다음은 이를 바탕으로 한영실 교수가 추천하는 식단이다.

■ 남자 다이어트 식단 (2,200kcal)

끼니	음식 이름	음식 양(g)	열량(kcal)
아침	현미밥	300	320
	미역국	300	100
	쇠고기장조림	80	160
	시금치나물	50	45
	잔멸치볶음	70	85
	배추김치	50	10
	아침 전체 열량		710
점심	콩나물밥	350	430
	건새우아욱국	300	80
	두부양념조림	80	100
	부추잡채	80	100
	배추김치	50	10
	점심 전체 열량		720
저녁	콩밥	300	350
	청국장찌개	300	120
	고등어무조림	100	230
	호박나물	70	60
	배추김치	50	10
	저녁 전체 열량		770
	하루 전체 열량		2,200

◼ 여자 다이어트 식단 (1,700kcal)

끼니	음식 이름	음식 양(g)	열량(kcal)
아침	완두콩밥	300	340
	콩나물국	250	25
	달걀찜	80	80
	오이생채	70	45
	연근조림	50	60
	배추김치	50	10
	아침 전체 열량		550
점심	버섯덮밥	350	350
	미소된장국	250	70
	닭가슴살샐러드	130	110
	배추김치	50	10
	점심 전체 열량		540
저녁	현미밥	300	320
	우거짓국	2850	50
	북어구이	50	140
	꽈리고추조림	70	70
	취나물무침	50	30
	배추김치	50	10
	저녁 전체 열량		610
하루 전체 열량			1,700

칼로리 다이어트 따라하기

1. 하루 세 끼를 엄수하라.

칼로리 다이어트를 시도할 때 식사의 원칙은 '규칙성'이다. 첫째, 하루 세 끼를 반드시 먹어야 한다. 둘째, 가능하면 정해진 시간에 먹어야 한다. 셋째, 음식의 양은 가급적 일정한 것이 좋다.

2. 총 섭취열량을 탄력적으로 운영하라.

먹고 싶은 음식 앞에서 너무 스트레스를 받을 필요는 없다. 맘껏 먹되 가급적이면 1일 총 섭취열량을 넘지 않는 범위에서 나머지 두 끼의 양을 줄이도록 한다. 1일을 기준으로 했을 때 소화할 수 없을 만큼 섭취열량이 많다면 2~3일을 기준으로 계산하도록 한다.

3. 밥 먹을 때 세 숟가락만 덜 먹어라.

밥 한 공기는 약 300kcal. 세 숟가락이면 약 30% 정도의 분량이다. 따라서 한 끼 식사에서 100kcal를 줄이는 것으로, 하루에 300kcal,

한달이면 9,000kcal를 덜 먹는 셈이다. 이렇게 한달만 하면 칼로리
조절만으로도 체중은 약 1.2kg 정도 줄어든다.

4. 양 많고 칼로리가 낮은 음식을 찾아라.

한밤중에 라면이 생각날 때 한 그릇을 비우면 600kcal 정도를 먹는
다. 그러나 미역국에 밥 반 공기를 말아먹으면 250kcal 정도밖에 되
지 않는다. 또 반찬으로도 미역이나 다시마와 같은 해조류는 부피가
크기 때문에 포만감이 큰 반면, 칼로리는 매우 낮아 아주 좋은 다이
어트 식품이 된다.

5. 음식은 찌거나 데쳐 먹어라.

음식을 찌거나 데쳐 먹으면 칼로리가 낮아진다. 감자를 예로 들면,
찐 것의 열량은 150kcal에 불과하지만 튀기면 580kcal나 된다. 포테
이토칩은 이보다 더 많아 920kcal나 된다.

6. 음식은 싱겁게 해서 먹어라.

짠 반찬이나 국을 먹다 보면 밥을 더 먹게 돼 결과적으로 섭취열량
이 늘어난다. 국수를 만들 때도 마찬가지다. 국물을 싱겁게 하고 배
추나 양추와 같은 채소를 많이 넣으면 역시 칼로리가 낮아진다.

7. 양념을 줄여라.

양념을 하면 할수록 칼로리는 높아진다. 가능하면 양념 없이 먹는

게 가장 좋지만, 어렵다면 가급적 적게 쓰는 게 좋다. 참기름은 작은 숟가락 하나에 45kcal, 물엿은 큰 숟가락 하나에 77kcal이다.

8. 과일도 가려 먹어라.

같은 과일이라도 당도가 높은 포도나 복숭아는 고열량 식품에 속한다. 그러나 수박이나 토마토는 열량이 낮은 식품에 해당한다. 기왕이면 열량이 낮은 식품을 먹는 게 좋다.

9. 음식은 데친 뒤 볶아라.

음식 재료를 바로 프라이팬에 볶으면 기름을 더 쓰게 돼서 칼로리가 높아진다. 가능하면 살짝 데쳐 익히고 난 뒤 볶는 게 좋다. 채소류를 요리할 때도 마찬가지인데, 이때 뚜껑을 덮고 볶으면 기름을 줄일 수 있어 칼로리를 더 낮출 수 있다.

10. 중용을 지켜라.

사람의 몸은 항상성을 유지하는 경향이 있다. 따라서 어제 삼겹살을 많이 먹었다고 해서 오늘 굶어버리면 당장 요요현상이 생긴다. 며칠에 걸쳐 서서히 열량 섭취를 줄이되 몇 백 kcal 정도 실패했다 해서 너무 낙담할 필요는 없다. 항상 균형감을 이루는 게 중요하다.

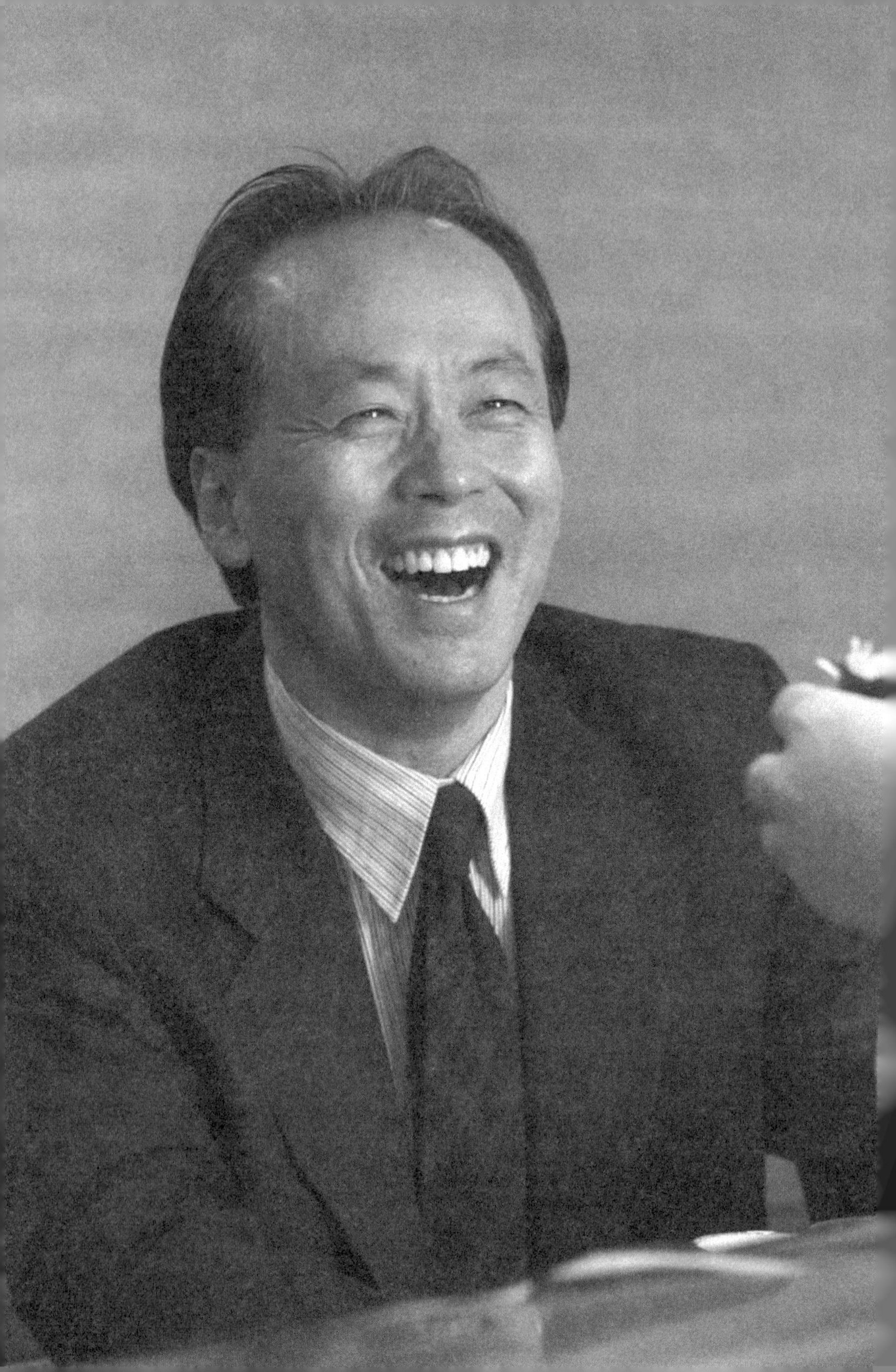

음식 먹을 때
세 번 칭찬하면
건강해져요

금난새 지휘자

청소년음악회, 마라톤콘서트, 주부를 위한 굿모닝 클래식…….
클래식음악이 일반 대중과 친숙해진 이런 음악회는 모두 유라시
안필하모닉의 단장 겸 지휘자 금난새의 아이디어에서 나왔다. 그
는 자신의 명함에 '최고경영자^{CEO}'라는 직함을 적어놓았다. 그뿐
아니라 자신의 유라시안필하모닉을 벤처오케스트라라고 소개한다.

변화 없이는 생존이 불가능하다는 그의 인식이나, 대중에게 다
가서려는 그의 행동은 모두 클래식 음악계에서 '작은 혁명'으로 받

아들여졌다. 그는 늘 이처럼 남이 생각해지 못했던 새로운 것을 개발하고, 또 직접 시도하는 것으로 유명하다. 그의 이런 면모는 평소 식사법에서도 여지없이 그대로 드러난다. 바로 '식사의 발상전환'이다.

그는 소문난 미식가이지만 맛있는 음식을 찾아 헤매는 여느 미식가와는 다르다. 그는 항상 발상을 전환하고, 새로운 아이디어를 내려는 '연구가' 스타일의 미식가다. 소박한 밥상을 산해진미山海珍味에 버금가는 음식으로 바꾸는, 그렇게 건강에 도움이 되는 식사법을 그는 알고 있다. 그 덕분에 '반상飯床'도 그의 앞에 내어지면 임금님의 '수라상水剌床'으로 변하는 것이다. 중년 남성들이 으레 1~2년에 한 번씩은 해먹는 보약에도 관심이 전혀 없다. 왜? 미식가라면 식사만으로도 충분하니까…….

사실 건강을 해치는 환경은 주변에 넘치고 넘친다. 그는 매년 90회 정도 전국을 돌며 순회 연주를 소화한다. 나흘에 한 번꼴인데, 이렇게 연주회를 여는 것 자체가 체력에 부칠 수밖에 없다. 게다가 단장이라면 이동할 때 승용차나 비행기를 탈법도 하지만 그는 팀워크를 깨지 않으려고 항상 단원들과 같은 버스를 이용한다.

보통 체력으로도 견디기 힘든 강행군일 텐데, 그는 키 169㎝에 몸무게 62kg으로 넉넉하다기보다는 호리호리하다. 평소 운동을 하는 것도 아니다. 운동을 귀찮아하는 성격 탓에 따로 헬스클럽 같은 곳을 찾지도 않는다. 피트니스센터 회원권을 구입한 적이 있기는 하지만 유효기간이 만료될 때까지 단 한 차례도 가지 않았다. 보다 못한 피트니스센터 사장이 유효기간을 4개월 더 연장해줬지만 결과는 달라지지 않았다.

게다가 그는 가족을 모두 영국에 두고, 혼자 서울 생활을 한 지도 어느 덧 8년이나 됐다. 엄밀하게 '기러기 아빠'의 범주는 아니지만 그들처럼 외로운 독수공방 신세인 것은 사실이다. 게다가 나이 오십이 넘으면 남자들은 남성호르몬 '테스토스테론'이 크게 줄어들면서 나약하게 변하는 수가 많다고 한다.

이런 모든 악조건을 다 견디고 그가 건강할 수 있었던 것은 바로 '식사의 발상전환' 때문에 가능했다.

건강하고 싶다면 식사를 즐겁게 해라

그는 연습이 있는 날에는 단원들과 함께 식사를 한다. 여러 명이 어울려 식사하는 재미가 쏠쏠하지만 그렇다고 매번 함께 할 수는 없다. 그보다는 혼자 식사를 하는 경우가 더 많다. 보통사람이라면 그럴 때 '끼니를 때우기 위해' 식사를 하기 때문에 맛을 음미할 겨를도 없이 그냥 해치우고 만다. 그러나 그는 혼자 식사를 할 때도 즐겁다.

그는 혼자 식사를 하면 단골집을 찾는다. 서울 강남에 있는 그의 단골 일식집 '오구레 스시'. 그는 주방장 겸 사장을 앞에 두고 바에 앉는다. 식당 사장과는 벌써 10년 가까이 지낸 사이라서 그는 사람들에게 '내 식사를 담당한 전속 주방장'이라고 소개할 만큼 허물이 없다. 이어 주방장 겸 사장은 생선회를 뜨고 그는 식사를 시작한다. 여기까지는 보통사람들과 별로 다를 바 없다. '그들만의 수다'가 시작되기 전까지는……

"오늘 날씨가 어때요? 가뭄은 아닌 것 같은데……"라며 그가 먼저 운을 뗀다. 식당 사장은 "선생님이 오셨는데 당연히 태풍이 불었죠"라고 화답한다. 밖은 화창한데 태풍이라니……. 손님이 많으면 태풍, 없으면 가뭄을 뜻하는 둘만의 암호다. 그 이후로도 두 남자의 수다는 끊이지 않는다. 유치한 것 같지만 그는 식사하면서 이런 '놀이'를 즐긴다. 옛 어른들은 식사시간에 떠들면 방정맞다고 꾸짖지 않았던가? 심지어 숟가락이 치아에 닿는 소리만 들려도 "그러다가 먹을 복이 달아난다며"며 불호령이 떨어졌다. 그러나 그의 생각은 다르다.

"엄숙한 분위기에서 식사를 하면 건강에도 좋지 않을 겁니다. 그런 분위기를 깨고, 식사는 즐겁게 해야죠. 서로 세상 이야기도 하고 고민도 털어놓고, 그렇게 재미있게 식사를 해야 영양분이 몸에

쏙쏙 흡수되지 않겠어요? 대화는 가장 좋은 감미료죠. 물론 식당주인마저 없어 대화할 상대가 없을 때도 있죠. 그럴 때 전 메모지에 글씨라도 쓰면서 저 자신과 대화를 합니다.”

그는 혼자 그렇게 오래 살았으면서도 절대 식사시간을 어기는 법이 없다. 평소 오전 8시 30분~9시, 낮 12시 30분~1시 30분, 오후 7시 30분~8시 30분이 그의 세 끼 식사시간이다. 아주 특별한 경우가 아니면 이 시간대를 벗어나는 일이 없다. 그러나 대부분 혼자 사는 사람들은 이런저런 이유로 식사를 자주 거르게 된다. 그런데도 그가 정확하게 식사시간을 지킬 수 있는 것은 ‘식사계획표’를 짰기에 가능한 일이다.

식사계획표를 짜는 1단계는 언제 찾아가더라도 반겨줄 수 있는 단골집을 많이 확보하는 것이다. 단골집을 아무데나 잡아두면 소용이 없다. 자신의 생활반경을 벗어나면 안 되는데, 평소 주로 이동하는 경로를 따라 단골집을 정하는 게 가장 좋다. 이때는 영양불균형이 생기지 않도록 한식과 중식, 일식집을 고루 선택한다. 그가 이렇게 확보한 단골집은 약 8곳 정도다.

단골집이 확보됐다면 2단계로 넘어가 메뉴를 짠다. 오늘은 이 식당의 이 음식을 먹고, 내일은 저 식당의 저 음식을 먹는다는 식이다. 그는 1주일에 두 차례 대학에서 학생들을 상대로 강의를 하는

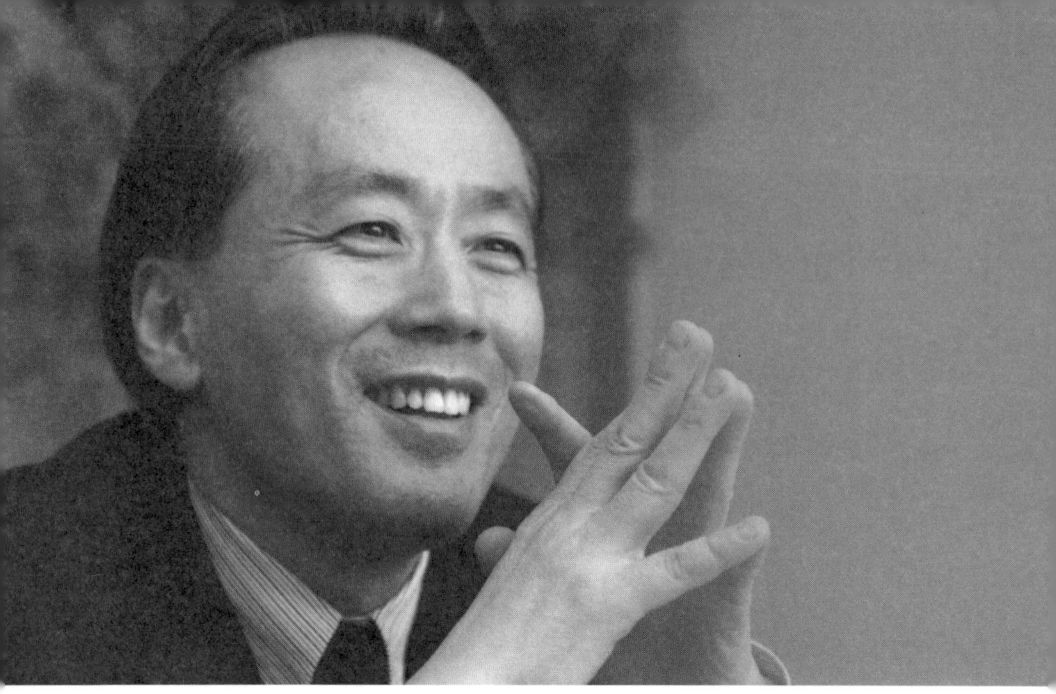

데, 강의시간이 오전 10시~낮 12시 30분과 오후 2시~4시로 공교롭게 점심시간 전후다.

"강의에 들어가기 전이나 강의를 끝내고 난 직후 단골집에 전화를 걸어 메뉴를 불러주죠. 그러면 식당에 도착하자마자 주인장이 바로 식사를 내놓습니다. 이렇게 하면 아무리 바빠도 최소한 30~40분 이상은 여유 있게 식사를 할 수 있죠. 습관으로 자리 잡히면 누구나 끼니를 놓치는 법도 없고 제시간에 식사를 할 수 있어요."

그는 밥과 반찬으로 돼 있는 전통적인 식사 관념을 종종 깨뜨린다. 현대인의 식단은 결핍이 아니라 과잉이 더 큰 문제인데, 이는 가짓수가 많은 반찬 때문이란 것이다. 어떤 식당은 메인 요리보다 밑반찬이 더 맛있고 양도 많다. 그럴 때는 '적게 먹어야지' 하면서도 한점한점 먹다 보면 반찬접시를 다 비우게 된다. 그러면 다시 새로운 반찬접시가 나온다.

"반찬 한두 가지만 줄여도 과식을 피할 수 있어요. 저는 주방장에게 '밑반찬을 내오지 마라' 고 미리 주문하죠. 없으면 아무래도 적게 먹지 않겠어요? 집에서 식사를 할 때도 마찬가지입니다. 지금까지 음식이 남아 냉장고에 보관한 적은 없어요. 반찬의 가짓수와 양을 줄여 꼭 필요한 만큼만 먹기 때문이죠."

그는 관행처럼 돼 있는 식사의 순서를 깨뜨리는 시도도 자주 한다. 가령 세트메뉴는 음식 나오는 순서가 정해져 있다. 그런데 꼭 그 순서대로 식사를 해야 할까라는 의문을 품었다. 사람마다 입맛은 다른데, 세트메뉴는 평균적인 입맛에 맞춘 게 아니냐는 얘기다. 순서를 조금만 바꿔도 자신만의 맞춤형 '세트메뉴' 가 될 수 있다.

그는 종종 메인디시(주 요리)와 사이드디시(반찬, 디저트)의 순서를 바꿔 먹는다. 일식을 먹을 때도 김에 밥을 넣고 그 위에 오이와 생선 알을 올려놓은 '김말이(일명 마끼)' 를 맨 먼저 먹는다. 일식당에서 이 음식은 보통 모든 요리를 먹고 난 뒤 디저트 개념으로 제공된다. 그가 김말이를 가장 먼저 먹는 이유는 양념이 돼 있지 않은 오이와 톡톡 터지는 알이 입 안을 시원하게 하고 식욕을 돋우기 때문이다. 그가 보기에는 애피타이저로서의 효용이 더 크다고 느끼기 때문에, 굳이 맨 마지막에 먹는다는 관례를 따를 필요가 없는 것이다.

모든 음식에 감사한 마음을 가지고 먹어야

그는 음식을 먹을 때 그 음식을 내온 사람에게 반드시 세 번 칭찬을 한다. 우선 식사를 하기 전에 음식과 그 사람을 번갈아보며 "정말 맛있어 보이네요"라고 말한다. 그리고 식사하는 도중에는 음식을 깨작여서도 안 되지만 반드시 "정말 맛있습니다"라고 다시 칭찬을 한다. 마지막으로 식사를 끝낸 뒤에는 "오늘(또는 그동안) 먹었던 음식 중 가장 맛있었습니다"라며 마무리 칭찬을 한다. 그는 칭찬은 많이 할수록 음식을 맛있게 하는 마법이 있다고 믿는다. 실제 이렇게 세 번 칭찬하면 음식을 만든 사람도 뿌듯해하고, 자신도 정말 음식이 맛있었다고 느낀다. 지금까지 20년 넘게 아내에게도 늘 이런 식으로 칭찬을 해왔다.

그는 연주회 때문에 평소 전국으로 잦은 여행을 떠나는 편이다. 가끔 음식 때문에 탈이 나거나 고생을 했을 법도 한데, 그런 적이 단 한 번도 없다. 바로 물을 골라 마신 덕분이다.

"여행지에서는 가능하면 찬물을 마시지 않아요. 꼭 따뜻한 물을 달라고 하죠. 질환에 걸릴 확률도 낮출 수 있고 장에 부담을 덜 주니까요."

그는 평소에도 찬물은 잘 마시지 않는다. 어렸을 때부터 찬 음식을 먹으면 속이 쓰리고 더부룩한 증세가 나타났기 때문이다. 그는 여러 종류의 물 중 탄산이 들어 있는 것을 좋아한다. 수분이 빨리 공급되기 때문인데, 그래서 연주회가 끝나고 나면 꼭 탄산수를 찾는다.

연구가형 미식가답게 그는 음식을 가려 먹을 줄 안다. 몇 년 전 당뇨병 증세가 나타났을 때도 따로 당뇨 식단으로 전환하지는 않았다. 대신 식습관을 바꿔 당분이 많은 과일은 토마토와 채소로 대체하고, 초콜릿과 아이스크림은 끊었다. 한때 위스키 한 병을 그 자리에서 비울 정도의 '주당'이었지만 이제는 가급적 소주나 위스키는 입에 대지 않는다. 맥주 2병이 그가 마실 수 있는 최대량이다. 이런 노력 덕분에 당뇨병으로부터 자유로울 수 있었다.

먹는 만큼 '배출'도 중요하다. 그 역시 아침에 일어나자마자 용변을 보는 습관을 유지하고 있으며, 절대 1분을 넘기지 않는다. 잠을 잘 자는 것도 중요하다. 지금까지 그는 불면증으로 고생을 해본 적이 없을 뿐 아니라 1년에 2~3일을 빼면 밤잠을 설치는 경우도 거의 없다. 침대에 누우면 몇 분 이내에 바로 잠이 드는데, 그것은 오랜 세월 '셀프컨트롤Self-control'을 해온 덕분이다. 잠을 자기 전에 베개를 매만지거나 '이제 자야 할 시간'이라고 자기암시를 계속 하는 것이

다. 각성 효과가 있는 커피와 같은 음료수는 오후 4~5시부터는 일
절 입에 대지 않는다.

부드러운 음성이나 미식가란 사실을 알고 있는 사람들은 그가 억
센 ‘부산 싸나이’ 라는 점을 믿지 못한다. 그는 남자의 부엌 출입은
고사하고 직접 요리를 한다는 걸 상상도 못하는 엄한 집안에서 자
랐다. 그 지역의 음식도 대체로 짜서 맛있는 음식이 무엇인지 모르
고 그냥 주는 대로 먹었다. 1970년대 중반에 이르러서야 비로소 어
렴풋이 미식가의 자질을 느꼈다.

“독일에서 음악공부를 할 때였어요. 한 미식가 친구를 만났는데,
그때만 해도 남자가 직접 요리하는 모습에 큰 충격을 받았어요. 그
러나 그 친구가 만든 음식은 정말 맛있었죠. 가난한 유학생의 신분
으로 그런 고급요리를 맛볼 수 있다는 것은, 지금도 그럴 테지만,
당시에는 정말 어려웠어요. 어떻게 좀 얻어먹어볼까 하고 그 친구
에게 다가섰고 몇 번 음식을 먹다가 미각이 트이는 것을 느꼈어요.
지금 제가 건강한 것도 미식가적인 습성 때문인 것을 보면 당시 그
친구에게 감사해야겠죠?”

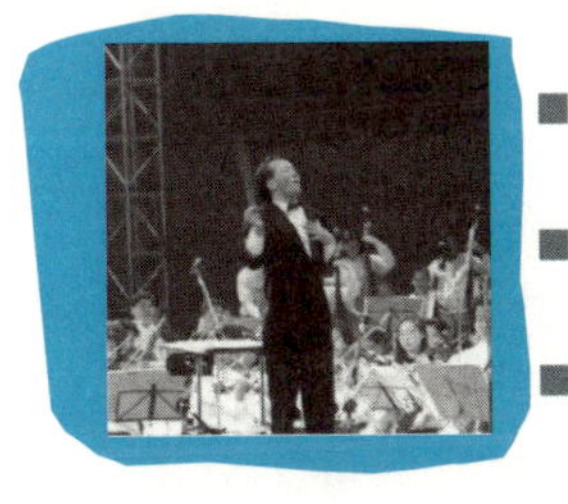

전문가가 보는 금난새의 음식건강법

연세대 의대 세브란스병원 가정의학과
강희철 교수

"금난새 씨의 식사에 굳이 이름을 붙인다면 '절
제된 식사법'이라고 부를 수 있을 것 같습니다."

연세대 의대 세브란스병원 가정의학과 강희철 교수는 금난새 씨
의 식사법에 합격점을 준다. 똑같은 음식이라도 식사법에 따라 득得
이 될 수도, 독毒으로 바뀔 수도 있는데, 금난새 씨는 득이 되는 식
사법을 유지하고 있다는 얘기다. 섬세한 지적 노동을 하는 예술가
들은 불규칙한 식사와 스트레스로 인해 소화기질환을 앓는 경우가
많은데, 금난새 씨의 경우 미식가의 습성으로 그럼 위험을 피했다
는 것이 강 교수의 평가다.

"평소 식사시간을 엄수하는 것만큼 좋은 식습관은 없습니다. 규
칙적으로 식사를 하면 소화기관에 무리가 덜 가죠. 반대로 불규칙
적으로 음식을 먹게 되면 위산을 비롯해 소화를 돕는 각종 물질의
분비가 불규칙해 소화작용이 원활하게 이뤄지지 않습니다."

다른 사람과 대화를 하면서 음식을 먹는 게 의학적으로 좋은 이

유도 식사 속도가 느려져 소화기관에 무리가 덜 가기 때문이다. 또 천천히 먹기 때문에 어느 정도 양이 차면 포만감을 느껴 과식을 피할 수도 있다. 강 교수는 이 밖에도 심적으로 편안하고 여유 있는 식사가 돼 정신건강에도 좋다고 말한다. 금난새 씨가 일식집 주방장과 태풍과 가뭄을 운운하며 하는 어린애 같은 '놀이'는 의학적으로도 훌륭한 가치가 있다. 서로의 동질성을 확인하면서 심적 안정감을 주기 때문인데, 또래 친구가 하는 것은 모두 따라하고 싶어 하는 아이들의 심리와 비슷하다.

금난새 씨는 평소 찬물을 마시지 않는데, 의외로 찬물을 마시면 설사를 하는 사람들이 많다. 우유나 매운 음식을 먹었을 때 배 속이 불편하고 설사하는 사람도 있다. 이 모두가 개인마다 장의 상태가 다르기 때문에 빚어지는 현상이다. 특히 장이 민감해 외부 자극에 과도하게 반응을 보이는 사람들이 이런 증세를 자주 보인다. 따라서 장 기능이 떨어진 사람은 미지근하거나 따뜻한 물을 마시는 게 좋다.

금난새 씨가 자주 마시는 탄산수는 영양상의 이점은 크게 없을 것 같다. 물의 가장 중요한 기능은 수분 공급이다. 따라서 영양을 굳이 따져 좋은 물을 먹을 필요는 없다. 다만 탄산수의 경우 탄산 성분이 위산을 묽게 해주는 '제산효과'가 있고, 탄산 성분이 빨리 흡수돼 갈증 해소에 도움을 주기도 한다. 참고로 국내에서는 탄산 성분이 들어 있는 광천수나 생수가 드물지만 유럽에서는 많이 팔린다.

요즘 아침식사를 거르는 사람들이 많은데, 아침식사에 대한 의견은 분분하다. 강 교수는 그 주장들에 대해 이렇게 말하고 있다.

"우선 아침식사를 꼭 해야 한다는 입장은 이렇습니다. 밤에 잠을 잘 때도 우리 몸은 쉬지 않고 대사 작용을 하기 때문에 에너지원인 포도당이 계속 소비되는데, 아침에 일어났을 때는 뇌로 공급돼야 할 포도당이 거의 바닥 난 상태라는 거죠. 따라서 아침식사를 통해 에너지원을 보충하지 않으면 모든 신체 기능이 떨어진다는 겁니다. 반면 아침식사를 굳이 할 필요가 없다는 주장은, 사람마다 생체 리듬과 라이프스타일이 다르다는 점에 주목하죠. 아침에 일어났을 때 배가 고프지 않은 사람은 오히려 아침식사를 할 때 속이 더부룩할 수 있습니다. 그런데도 꼭 식사를 해야 할 필요가 있느냐는 거죠. 생활습관에 따라 하루에 열 번을 나눠 먹어도 상관이 없다는 겁니다."

최근에는 아침식사를 하는 게 나중에 폭식과 과식으로 연결되지 않아 비만 예방에 도움이 된다는 의견이 더 우세하다. 강 교수 역시 아침식사는 가능하면 먹는 게 좋다고 보며, 다만 지나친 과식은 피할 것을 권한다.

"아침에 일어난 뒤 바로 음식을 먹지 말고 스트레칭으로 충분히 몸을 풀어준 뒤 30분 정도 있다가 식사를 하는 게 좋습니다. 식단으로는, 잘 차린 성찬盛饌보다는 우유와 빵, 죽과 같은 간단한 게 좋아요. 그리고 과일이나 채소는 항상 곁들이는 게 좋습니다."

강 교수는 특히 성장기 청소년의 경우 반드시 아침식사를 할 것을 권한다. 청소년기에는 활동량이 많기 때문에 에너지를 항상 저장해 놓아야 성장에 방해가 되지 않기 때문이다. 게다가 청소년들은 허기가 지면 신경질을 부리는 경우가 많아 정서발달에도 지장을 줄 수 있다는 점도 아침식사를 꼭 해야 하는 이유다.

노화를 막고 장수하는 식탁 꾸미기

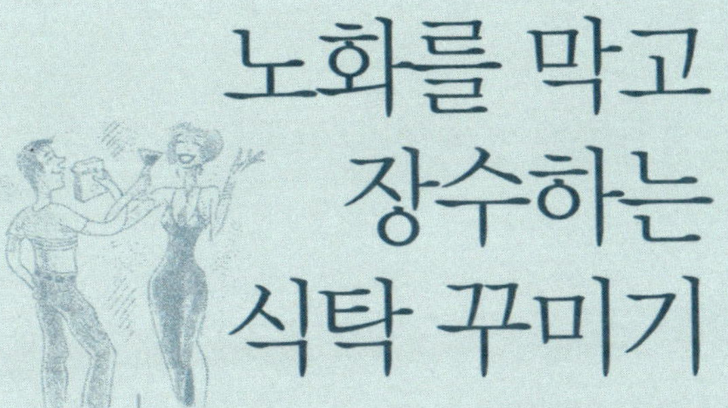

1. 열량을 줄여라.

노화방지 식단의 기본은 영양균형을 갖추되 열량을 줄이는 것이다. 과도한 음식섭취는 체내에서 필요 이상의 산화작용을 일으켜 지방축적, 인슐린 과다분비, 당대사 불균형 등을 초래해 결과적으로 노화를 촉진한다. 열량 제한은 적게 먹는 '소식' 이란 뜻이 아니라 신체의 각 기관에 과부하가 걸리지 않을 만큼만 영양을 공급한다는 뜻이다.

2. 오래 씹을 때 단맛이 나는 음식을 먹어라.

입에 들어갔을 때 바로 단맛이 나는 식품은 멀리 해야 한다. 꿀, 설탕, 사탕, 시럽, 흰 쌀밥, 흰 밀가루 식품(과자, 국수, 빵) 등이 바로 그것인데, 이런 식품의 당분은 '단순당' 으로 몸에 들어가면 바로 혈당을 올린다. 그러면 인슐린이 과다 분비되면서 복부비만과 동맥경화증을 유발할 수 있다.

거칠지만 오래 씹을수록 단맛이 우러나오는 '복합당' 식품이 좋다.

현미밥, 잡곡밥, 호밀이나 통밀을 이용한 밀가루 식품, 보리를 이용한 빵, 줄기채소류, 옥수수, 완두콩, 과일류 등이 여기에 해당한다.

3. 단백질은 찐 생선으로 공급하라.

나이가 들면서 치아와 소화기능에 문제가 생기거나 입맛이 떨어지면 육류를 멀리하게 돼 단백질 부족으로 이어질 수 있다. 이를 방지하려면 늦어도 40대 이전부터 생선이나 육류 등 단백질을 충분히 먹어줘야 한다. 육류, 생선, 콩이나 두부류, 계란, 우유나 유제품이 가장 중요한 단백질 공급원인데, 이중 흰 살 생선과 등 푸른 생선, 닭고기, 계란 등이 노화방지에 도움이 되는 단백질이므로 끼니때마다 한 가지 이상은 반드시 먹도록 한다. 튀기고 볶거나 훈제하는 것보다 살짝 익히거나 조림, 찜, 구이 형태가 좋으며 생선-콩, 두부-계란을 한 세트로 하거나 밥에 콩을 섞는 것도 좋다. 육류는 대장암 발생과 관계가 있기 때문에 매주 1회 정도로 제한하도록 한다.

4. 지방 식품을 먹되 불포화지방산 식품을 먹어라.

지방 식품은 무조건 좋지 않다고 생각하기 쉽지만 지방은 세포막 원료일 뿐 아니라 호르몬이나 신경전달물질을 합성하는 필수 영양소다. 또 비상사태를 대비한 에너지 저장창고의 역할도 하기 때문에 적절한 지방 섭취는 필요하다.

육류의 흰 기름이나 버터, 팜유, 코코넛기름, 마가린, 쇼트닝은 오래 두면 하얗게 기름이 뜨는데, 이런 '포화지방산'은 동맥경화증의 위

험을 키운다. 반대로 등 푸른 생선기름, 올리브유, 들기름, 땅콩과
같은 견과류에 들어 있는 기름은 동맥경화와 암, 심장병을 예방하는
데 도움을 주는 '불포화지방산'이다. 이런 식품 위주로 매주 2~3회
식단을 꾸미고 식용유를 올리브유나 들기름으로 바꿔주며, 매일 견
과류를 조금씩 먹어주면 노화방지에 도움이 된다.

5. 야채와 과일을 하루에 5접시 이상 먹자.

노화방지 식단에서 가장 강조되는 것은 야채와 과일이다. 야채와 과
일에는 '휘토케미칼'이란 성분이 있어 노화를 막고 암을 예방하는
데 도움을 준다는 연구결과가 잇따라 나오고 있기 때문이다. 가능하
면 매일 작은 접시로 5접시 이상 먹도록 한다. 한 가지 색보다는 여
러 가지 색을 섞어 먹는 게 좋다. 메인요리 전에 야채를 먹으면 전체
적으로 열량을 줄여 비만예방도 가능하다.

6. 노화방지 3단 피라미드 식단으로 꾸며라.

피라미드 맨 밑단은 매일 먹어야 하는 식품들로 구성한다. 하루 10잔
이상의 물을 마시고 복합당 식품을 먹어야 한다. 올리브유와 생선
또는 견과류에서 나오는 기름을 먹고, 야채는 하루 3회, 계란은 하루
1개씩을 먹도록 한다. 중간은 매주 2,3회 먹어야 하는 식품들로, 주
로 연어, 참치 등 차가운 바다의 깊은 곳에서 나오는 생선을 먹고 닭
고기 등 단백질을 섭취해 준다. 맨 윗단은 단 음식이나 붉은 살코기
류 등 매주 1회 이내로 제한하는 식품들이다.

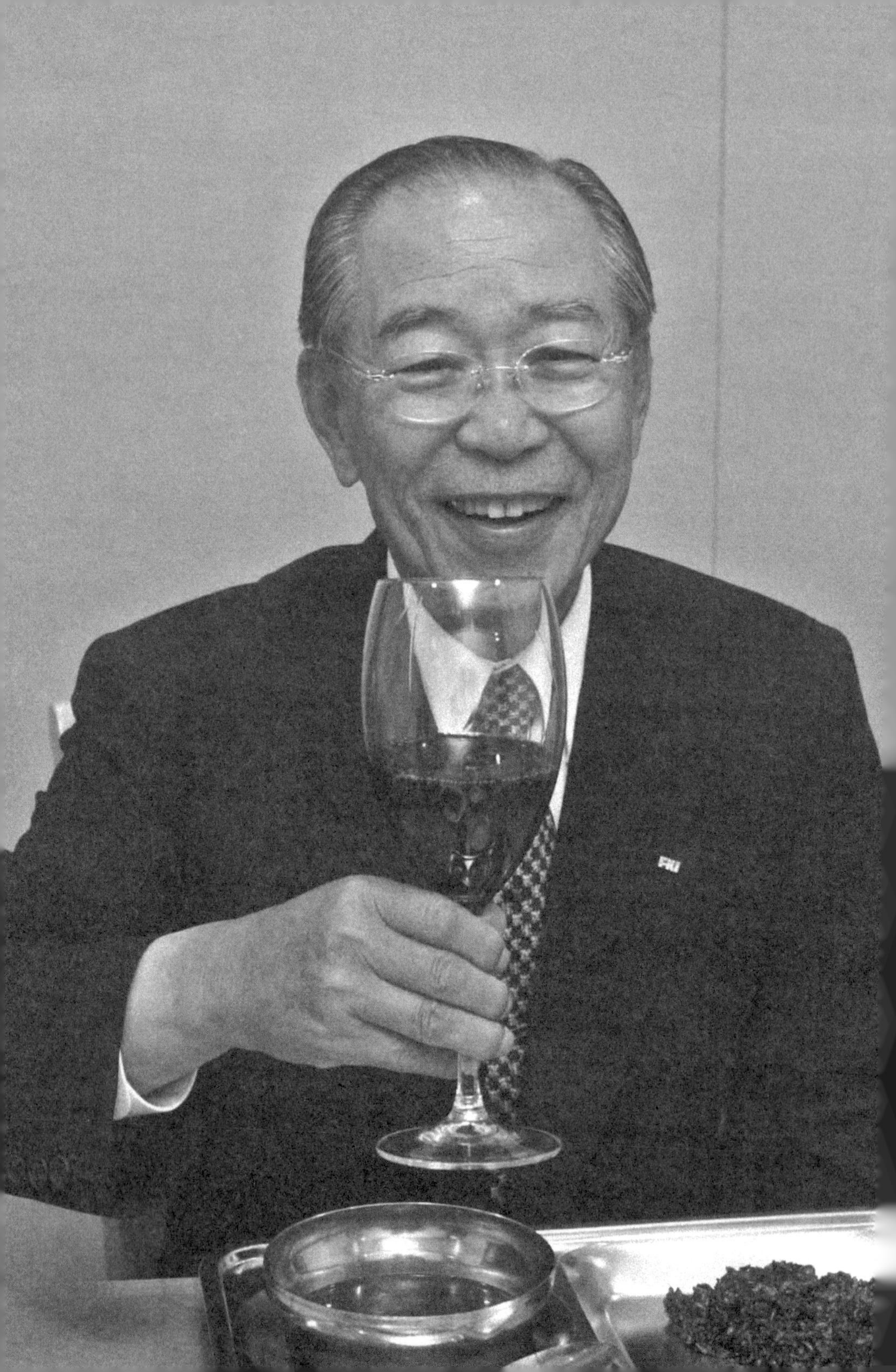

와인 한 잔과 소식으로 만드는 건강한 삶

강신호 전경련 회장

한국 재계의 총 본산인 전국경제인연합회(전경련). 그 중심에는 재계의 큰 어른이자 전경련을 이끌고 있는 강신호 회장이 있다.

그는 한국 기업들의 이해를 대변하느라 이곳저곳 참석해야 할 자리도, 신경 써야 할 일도 많다. 하루 24시간을 48시간으로 늘려 쓴다 해도 시간이 모자랄 정도로 바쁜 나날을 보내고 있다. 이제 80에 가까운 나이를 감안하면 체력이 바닥이 날 법도 하다. 그렇지만 보약을 먹거나 체력 보강을 위해 감추고 있는 비법도 없다.

단 하나 독특한 게 있다면 벌써 10년 전부터 비만을 경계하기 시작했다는 것이다. 그는 '살이 쪘다' 는 표현부터 틀렸다고 지적한다. 살이 쪘다는 말은 지방 외에 근육도 함께 튼튼해졌다는 의미를 포함하고 있기 때문이다. 엄밀하게 '지방이 쪘다'라고 말해야 한다는 얘기다. 이처럼 그가 비만을 강조하는 이유는, 아무리 호리호리한 몸이라 해도 나이가 들면 노화현상과 겹치면서 어느 순간 심각한 위협으로 돌변할 수 있기 때문이다. 그래서 그는 나이가 들면 가장 무서운 적을 비만으로 꼽는다. 특히 복부 비만은 삶에 치명타가 될 수도 있다.

"왜 복부 비만이 무서운 줄 아세요? 모든 비만의 기원이기 때문입니다. 사실 팔과 다리에 지방층이 쌓였다면 보기는 흉할지 모르지만 큰 질병으로 이어지지는 않아요. 그러나 복부 비만의 경우는 다릅니다. 맨 먼저 배에 지방층이 쌓이죠. 이어 지방덩어리는 허리 양쪽으로, 다시 뒤로 퍼져요. 그 다음에는 몸 전체로 확산되죠. 당연히 심장과 관절, 혈관 모두에 부담이 생기고 고혈압과 같은 병에 걸리는 겁니다."

이런 이유 때문에 그는 늘 비만을 경계하는 생활을 한다. 그가 비만을 예방하기 위한 기본원칙으로 실천하는 것은 '하루 세 끼 꼬박꼬박 먹기'다. 특히 전날 저녁식사가 과했거나 늦게 먹었다고 해서 아침을 거르는 경우는 없다. 그는 아침을 거르는 게 비만으로 이어지기 가장 쉬운 나쁜 습관으로 규정한다.

"저녁식사를 9시에 했다고 칩시다. 아침을 건너뛰면 낮 12시쯤 점심식사를 하겠죠. 그럼 무려 17시간이나 몸에 영양공급이 중단된 것인데요, 몸 상태는 안 봐도 뻔한 거 아닌가요? 혈당량이 떨어져 어지럽고 피로가 몰려오죠. 배도 무척 고플 테니 점심식사를 폭식하게 됩니다. 폭식이 더 나쁜 것은 말 안 해도 다 아는 거 아닙니까? 샌드위치가 됐든 초밥이 됐든 간단한 것이라도 제시간에 반드시 먹어줘야 합니다."

식사는 원칙을 지켜 제때 먹어야

그는 하루의 총 식사량을 100으로 칠 때 아침 30, 점심 40, 저녁 30을 '식사의 황금률'이라고 본다. 그러나 현실은 원칙대로 잘 지켜지지 않는다. 보통 아침 30, 점심 40까지는 잘 지킬 수 있는데 저녁 식사량이 30을 넘어 40이 되는 경우가 더 많다. 술이라도 마시면 저녁 식사량은 50을 넘기도 한다. 이럴 때도 방법은 있다. 그는 많이 먹더라도 가능하면 저녁식사를 일찍 끝낸다. 그리고 밤 11시까지는 속을 모두 비우고, 그 후에야 잠을 청한다. 반드시 밤에 잠을 자기 전에는 위장을 깨끗이 비워야 다음날 아침식사를 하는데 지장이 적고 비만의 가능성을 낮출 수 있기 때문이다.

그는 또 군것질이나 간식을 절대로 하지 않는다. 식사 외에 이런 음식을 먹으면 버릇이 들어 자꾸 찾게 되기 때문이다. 대신 그는 물을 많이, 자주 마신다. 수분 섭취량이 적으면 피의 농도가 짙어져 혈액의 흐름에 방해가 된다. 심하면 갑자기 쓰러지는 '일반석 증후군'을 일으킬 수 있기 때문에 수시로 물을 마셔 혈액의 점도를 낮춰야 한다.

이처럼 식사원칙을 정해 놓으면 아무래도 비만을 예방하기가 쉽다. 그러나 하루 세 끼를 거르지 않는 것만으로는 약간 모자라다. 그래서 그가 선택한 것이 바로 소식小食이다. 그는 특히 나이가 들면 반드시 소식을 해야 한다고 주장한다. 그는 젊었을 때 독일에서 의학박사 학위를 딴, 의학자이기도 하다. 소식을 실천하는 것 또한 의학적 지식이 밑거름이 됐다.

"물론 젊었을 때는 많이 먹었어요. 한창 나이 때는 비만으로 이어질 정도의 과식만 아니면 식사량을 크게 제한하지 않아도 되죠. 그러나 나이가 들면 달라집니다. 혈관의 탄력성이 줄어들어 동맥경화의 가능성이 항상 남아 있기 때문이죠. 또 신진대사가 활발하지 않은 상태에서 영양을 과다섭취하면 그 칼로리가 그대로 몸 안에 쌓일 수밖에 없어요. 당연히 복부 비만으로 이어지지 않겠습니까?"

그는 하루 총 음식섭취량을 약 2,000kcal 정도로 조절하고 있다.

그러나 먹는 음식의 열량을 일일이 계산하지는 않는다. 이미 오랜 경험으로 자연스럽게 터득한 노하우가 있기 때문이다.

그는 아침식사로 토스트 2쪽이나 인절미 3개를 먹는다. 과일을 곁들이는 게 보통인데, 과일이 없으면 주스로 대체한다. 예전에도 식사량이 아주 많은 편은 아니었지만, 5년 전부터는 비만 방지 외에 노화를 막기 위해서 의도적으로 줄인 식사량을 지키려고 하는 편이다.

소식을 한다고 해서 특정 음식을 더 먹거나 일부러 안 먹지도 않는다. 음식의 종류는 상관이 없다. 그는 짜고 매운 것만 빼면 음식을 가리지 않는다. 다만 100%를 다 먹는 법은 별로 없으며 대부분 80% 정도만 먹고 나머지는 남긴다.

"곡식을 재배하는 농부의 마음을 생각하면 가슴이 아프고 죄의식이 들기도 해요. 나머지 20%가 음식쓰레기가 돼서 공해를 유발할 수 있다는 점도 안타깝죠. 그래서 식당에서 주문하기 전에 양을 적게 달라고 당부해요. 참으로 이상한 건요. 식당에서 주문할 때 음식을 많이 달라고 하면 많이 줘요. 그런데 적게 달라고 해도 양은 그대로 다 나와요. 참 이상하죠? 적게 먹는 습관이 아직 한국 사람에게는 익숙하지 않아서 그런 것 같아요."

그래서 그는 식사량을 조절할 수 있는 뷔페를 선호한다. 그러나 사람들을 만나다 보면 실제로는 뷔페보다 세트메뉴를 먹는 경우가 훨씬 많다. 이때도 그는 나름대로 식사량을 조절한다. 우선 애피타이저로 나오는 야채는 다 먹고, 스프는 3분의 2 정도 먹는다. 메인 요리인 생선이나 스테이크는 절반 정도만 먹지만, 디저트로 나오는 과일은 다 먹고, 음료수나 커피는 자주 건너뛴다.

항상 포도주를 곁들이는 식사 습관

그는 1950년대 독일 유학시절 때 처음으로 붉은 포도주를 접했다. 그 후로 가끔 즐기는데, 요즘에는 저녁식사 때마다 항상 한두 잔을 곁들인다. 가끔 흥이 나고 기분이 좋을 때는 3잔을 이어 마실 때도 있다. 이처럼 그가 붉은 포도주를 마시는 것은 포도주에 들어있는 '폴리페놀' 이란 성분이 비타민E와 함께 노화예방과 심혈관계 질환 예방에 도움이 되기 때문이다. 그는 항상 포도주를 즐긴다. 술이 식사의 흥을 돋워주기 때문에, 포도주가 없는 저녁식사를 별로 좋아하지 않는다.

"알코올은 열량이 높기 때문에 많이 마시면 당연히 비만으로 연결되죠. 그러나 무시하지 못할 이점도 있어요. 알코올은 위장으로 들어가면서 흡수되는 속도가 무척 빠르죠. 운동 후에 맥주를 마시면 갈증이 사라지는 것도 그 때문입니다. 식사할 때 한두 잔의 술을 곁들이면 입맛도 살아나고 분위기도 즐거워지죠."

그는 요즘은 술을 많이 하지 않지만 젊었을 때는 주변에서 "술을 사주고 싶어도 돈이 많이 들어 안 되겠다"고 할 정도로 알아주는 '술꾼'이었다. 1950년대에는 주로 청주를 마셨는데 앉으면 1L들이 2병은 금세 비웠다. 그 이후에는 위스키를 마시기도 했는데, 그때는 보통 앉아서 반 병은 해치웠다. 그러나 지금껏 필름 한 번 끊겨본 적이 없다. 그가 이처럼 술을 마신 것은 술이 스트레스 해소에 기여하는 점이 컸기 때문이다. 그래서 지금도 그는 굳이 술자리를 피하지는 않는다. 다만 혼자 즐기는 술자리는 반대한다.

"술은 나만 기분 좋으라고 마시는 게 아닙니다. 나 혼자 기분 내면 뭐합니까? 다른 사람이 기분 나쁜데……. 그런 술자리라면 아예 만들지 않는 게 낫죠. 서로 격의 없이 즐겁게 술을 마실 때 술은 자리를 유쾌하게 하고 건강에 도움이 되는 도구가 되는 겁니다."

술에 대한 그의 철학에서 알 수 있듯이 그는 다른 사람을 배려해야 삶이 즐겁다고 본다. 그는 아직도 어렸을 때 선친이 '사람들과 만나면 저녁 값은 반드시 네가 내라'고 한 말을 자주 떠올린다. 당시에는 그 뜻을 몰랐지만, 자라면서 그 말이 '다른 사람에게 폐를 끼치지 말라'는 뜻이란 것을 알았다. 저녁 값을 치르는 행위가 사소해 보일 수도 있지만 주변 사람들에게는 즐거운 서비스가 된다는 뜻이었던 것이다. 그래서 강 회장은 다른 사람과의 약속시간에 늦는 법도 없고 부담을 느낄 말은 아예 하지도 않는다. 대신 스스로를 낮춘다.

술뿐 아니라 생활 자체도 즐거워야 건강에 도움이 된다. 그는 별다른 일이 없으면 매주 한두 번은 골프를 하는데, 운동하는 모습에서도 즐거움에 대한 그의 철학이 드러난다. 그는 카트를 타지 않고 주로 걸어 다니며 공을 친다. 주변의 경치도 구경하고 가볍게 채를 휘두르며 스트레스를 푸는 것이다. 스코어에는 관심조차 없다.

이처럼 그는 즐겁게 살면 건강하다고 믿고 있다. 직장인이라면? 그는 무엇보다 일을 즐겁게 해야 삶이 즐겁다고 본다. 그러나 즐겁게 일하란 말이 무작정 풀어지란 얘기는 아니다. 그는 늘 긴장Tension과 스트레스Stress를 구분한다. 긴장하는 삶은 재미있지만 스트레스를 받는 삶은 말 그대로 짜증이 날 수밖에 없다. 그는 스스로의 삶을 '긴장 속의 생활'이라고 평가한다.

"저는 미래의 일을 미리 미리 직접 계획하는 편이죠. 짧게는 한 달, 길게는 1년 후의 일까지 미리 수첩에 기록해 둬요. 이렇게 하면 일에 쫓겨 스트레스를 받는 일은 별로 없습니다. 일이 재미있고 팽팽한 긴장을 느끼는 거죠. 미리 계획하는 것도 재미있지만 그 일이 하나하나 현실로 되는 것 또한 즐겁잖아요."

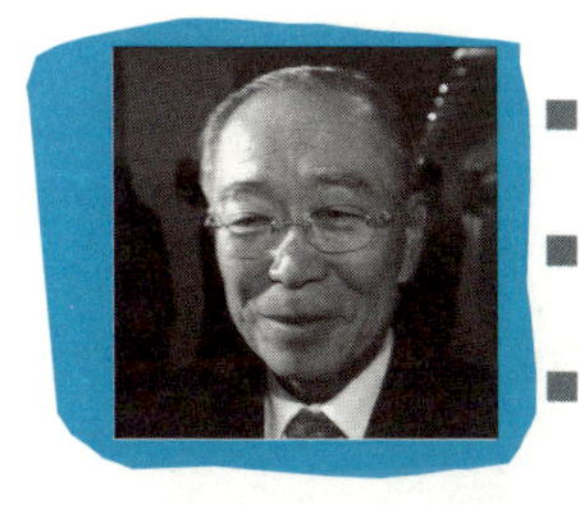

전문가가 보는 강신호의 **음식건강법**
동국대 일산병원 소화기내과
민영일 교수

"현대인의 식사는 과잉이 오히려 문제죠. 그래서 과거에 없던 병들이 생겨나는 겁니다. 비만이 대표적인 사례일 텐데요. 강신호 회장은 스스로가 의학박사이기 때문에 그런 점을 잘 알고 소식을 실천하는 것 같습니다."

동국대 일산병원 소화기내과 민영일 교수는 소식의 건강 효과에 대해 강신호 회장과 의견이 같다. 민 교수는 "제대로 하는 식사는 눈으로 음식을 보면서 하는 게 아니라 머리로 하는 것"이라고 늘 말한다. 식사를 할 때 그냥 음식만 먹을 게 아니라 항상 건강을 염두에 두라는 뜻이다.

소식이 수명을 연장한다는 사실은 사람에서는 아니지만 동물실험에서는 입증이 됐다. 2004년 6월 과학저널인 〈사이언스Science〉에는 하버드대 의대의 하엠 코엔 박사팀의 동물실험결과가 실렸다. 실험의 내용은 이렇다. 연구팀은 포식한 쥐와 오랜 기간 칼로리 섭취량을 줄인 쥐를 비교했다. 그 결과 적게 먹은 쥐일수록 뇌와 간, 신장 등 일부 조직에서 '시르투인'이란 단백질이 크게 증가한 것으로 나타났다. 이 단백질은 세포 내 미토콘드리아에 구멍을 뚫어 세포가 죽지 않도록 유도함으로써 노화를 방지하는 역할을 한다. 코엔 박사는 이 실험을 근거로 칼로리 섭취량을 30% 줄이면 수명을 30~40년 연장할 수 있다고 주장했다. 물론 아직까지는 쥐를 대상으로 한 실험이기 때문에 섣불리 단정할 수는 없다. 다만 쥐가 사람과 같은 포유동물인 점을 감안하면 소식과 수명 연장과의 상관관계가 어느 정도 있을 것이라고 추정된다.

소식을 하려면 원칙적으로는 매일 식사를 할 때마다 칼로리를 계산하고 영양소를 따져야 한다. 그러나 현실적으로 쉬운 일은 아니다. 따라서 민 교수도 강신호 회장처럼 '80% 먹기'를 권한다. 처음부터 먹을 양을 덜어먹고 좀 모자란 듯하게 식사를 하는 것도 아주 좋다.

"음식을 고를 때 평소 좋아하는 특정 음식을 가끔 배제하는 것도 방법입니다. 특정 음식을 너무 먹으면 영양 불균형이 생기는 것도 문제지만 좋아하기 때문에 과식할 수 있다는 게 더 큰 문제죠. 좋아하는 한두 가지 음식만 삼가도 자연스럽게 소식을 하게 되는 셈이죠."

하지만 민 교수는 "지나친 소식은 오히려 과식보다 나쁠 수도 있다"며 극단적인 음식 줄이기에는 반대했다. 특히 젊은 사람의 경우 극단적으로 식사를 줄이는 다이어트로 몸을 상하는 경우가 많다. 굳이 다이어트가 아니더라도 영양 부족과 빈혈이 생기는 사례도 허다하다. 노인은 치아가 나쁘거나 입맛이 없다며 음식을 먹지 않기도 한다. 이럴 때 보호자가 챙겨 주지 않으면 십중팔구 영양 부족 상태가 된다.

식사의 기본은 건강을 유지하기 위해 잘 먹는 것이다. 다이어트 역시 체내에 지방이 축적되는 것을 막기 위함이지 근육과 뼈까지 축소시키는 것은 아니다. 특히 성장기의 청소년들은 단백질이 많이 필요한데, 이에 대한 섭취가 적으면 키도 크지 않고 허약한 체질이 되기 싶다.

민 교수는 소식 외에도 비만을 막기 위해서는 음식을 가능한 천천히 씹을 것을 권했다. 보통 음식물이 위에 도달해 포만감을 느끼기까지 걸리는 시간은 15분 정도다. 먹은 음식의 일부가 소화되고 영양분의 일부가 흡수돼서 혈액에 들어가면, 이 혈액이 뇌에 이르러 포만감을 느끼도록 하는 것이다. 따라서 식사를 천천히 하면 포만감 중추를 자극해 식욕을 억제하는 효과가 있다. 실제로 살찌는 사람을 보면 입맛이 좋아 음식을 많이 먹는다기보다는 음식을 거의 씹지 않고 삼키는 경우가 많다. 식사를 할 때 음식물을 오래 씹으면 소화액이 음식물에 고루 닿아 소화기능이 좋아진다는 장점도 있다. 또 씹는 활동은 치아와 구강 건강에도 도움이 된다.

식사 속도를 늦어지게 하는 방법이 있다. 가시가 많은 생선을 매일 한 가지씩 식탁에 올리면 식사 속도가 늦어진다. 또 숟가락과 젓가락을 한손에 다 들고 사용하면 속도가 빨라진다. 그러니 한 번에 하나씩 번갈아 사용하는 것이 좋다.

몸에 좋은 와인 마시기

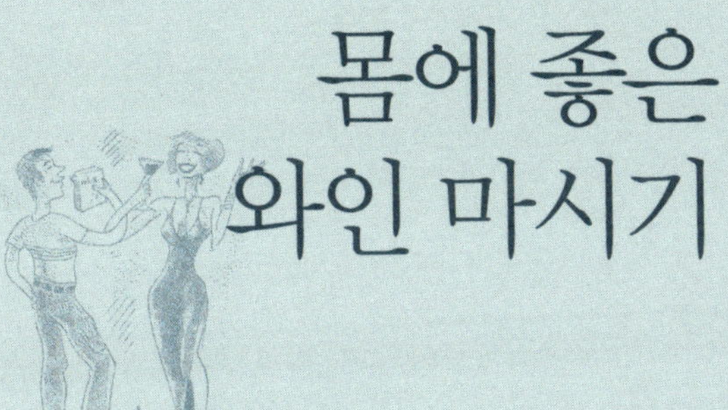

1. 와인의 실병예방 효과를 알자.

1990년대 초반 '낭시연구'에서 흥미로운 논문이 발표됐다. 프랑스
사람들이 육류를 많이 먹어 지방 섭취량이 세계에서 가장 높은 편인
데도 유독 심장병 발생률은 낮다는, 이른바 '프렌치 패러독스French
Paradox'의 비밀이 밝혀진 것이다. 비밀은 '와인'이었다. 그 이후 와인
은 심장병 등 여러 질병의 예방과 치료뿐 아니라 노화방지에도 도움
이 되는 술로 알려지게 됐다.

2. 폴리페놀을 주목하라.

와인이 질병예방과 노화방지에 효과가 있는 것은 그 안에 들어 있는
'폴리페놀' 성분 때문이다. 폴리페놀 성분으로는 OPC, 레스베라트
롤, 탄닌, 퀘르세틴 등이 있다.

OPC는 포도 씨에 주로 들어 있다. 대사과정에서 발생하는 유해활성
산소는 세포와 DNA 등을 공격해 각종 병을 유발하고 노화를 촉진

한다. OPC는 바로 이 유해활성산소에 대항하는 강력한 항산화제 역할을 한다. 그 효과는 비타민E의 50배, 비타민C의 20배 정도다. OPC는 혈소판이 서로 들러붙는 것을 막아주고 콜레스테롤 수치를 떨어뜨려 심장병 등 심혈관계질환 예방에 큰 도움을 준다.

OPC의 역할을 다 하면서도 항암, 항염증 작용 등에도 탁월한 효과가 있는 것으로 최근 주목을 받는 성분이 레스베라트롤이다. 레스베라트롤은 포도의 넝쿨, 뿌리, 씨, 줄기에서도 발견되지만 포도의 껍질에 대부분이 들어 있다. 현재 이와 관련한 대규모 연구가 진행 중이며, 지금까지의 연구결과로는 레스베라트롤이 일부 발암물질을 해독하는 등 항암효과가 매우 뛰어난 것으로 알려지고 있다.

3. 건강에 좋은 와인을 고르자.

레스베라트롤은 포도가 세균 감염에 대항하기 위해 스스로 만들어내는 물질이다. 만약 농약을 사용했다면 아무래도 레스베라트롤은 덜 만들어질 수밖에 없다. 따라서 포도가 유기농인지를 살펴야 한다. 레스베라트롤은 건조하고 더운 기후보다 습하고 서늘한 기후일 때 가장 많이 분비된다. 이탈리아, 프랑스 등 유럽의 몇몇 지역이 여기에 해당한다.

와인이 너무 달거나 가벼운 맛이 나면 건강증진 효과는 적다. 또 오랜 기간 충분히 발효하고 숙성시킨 와인을 고르는 게 좋다.

4. **와인도 많이 마시면 다른 술과 똑같다.**

와인이라도 마시는 양이 많다면 다른 술과 마찬가지로 건강을 해치는 독이 될 수 있다. 실제로 간에 손상을 주는 것은 물론 심장과 뇌에도 나쁜 영향을 줄 수 있다. 많이 마신 뒤 숙취와 두통 역시 다른 술과 다르지 않다. 특히 간 기능이 떨어져 있는 사람이나 임산부는 와인을 포함한 모든 술을 마셔서는 안 된다. 사람마다 다르지만 건강한 성인 남자의 경우 하루 2잔 정도가 좋고, 여자는 남자의 절반 정도로 주량을 잡으면 된다. 와인이 몸에 좋다고 해서 술을 못 마시는 사람이 억지로 먹을 필요는 없다. 와인에 들어 있는 OPC와 레스베라트롤을 농축한 건강기능 식품을 대신 먹어도 크게 차이가 없기 때문이다.

나의 식사습관은 건강에 도움이 되고 있는 것일까? 아니면 건강을 해치고 있는 것일까? 테스트를 통해 식사습관을 살펴보고, 문제에 맞는 해결책을 알아보자.

나의 현재 식사습관이 건강에 도움이 되고 있는지 알아보자. 육식만 즐기고 채식을 기피한다면 기본적으로 건강에 도움이 되지 않는 식사습관이다. 식사습관과 건강의 상관관계를 알 수 있는 자가진단법이 있다. 다음 질문에 몇 개나 해당하는지 체크해 보자.

	예	아니오
1. 지난 6개월간 체중변화가 없었다.(현재 체중조절 중이라면 제외)	☐	☐
2. 거의 매일 야채와 과일을 먹는다.	☐	☐
3. 규칙적으로 먹고 있는 식품을 바꾼다.	☐	☐
4. 초콜릿, 과자 같은 식품을 피하려고 노력한다.	☐	☐
5. 튀긴 음식보다 구운 음식을 선호한다.	☐	☐
6. 매일 물 8컵(2L) 이상을 마신다.	☐	☐
7. 소금을 적게 먹으려고 노력한다.	☐	☐

진단 1에서 7가지 질문에 모두 "예"라고 대답했다면 매우 건강에 도움이 되는 식사를 하고 있다. 그러나 "아니오"란 답변이 2개 이상 나왔다면 건강에 해를 끼칠 수도 있는 식사습관이라고 봐야 한다. 만약 4개 이상이 "아니오"로 나온다면 당장 식사습관을 바꿔야 한다. 전문가의 도움을 받아 식품영양과 균형식단에 대해 공부해야 한다.

자신의 식사습관이 노화를 막는 데, 도움이 되는지를 알아보자. 진단 1에서 7개 모두 "예"라고 대답한 사람이라면, 이번 진단에서도 좋은 결과가 나올 것으로 예상할 수 있다. 이 진단은 실제 외국의 노화방지의학센터 등에서 널리 사용하는 것을 국내 실정에 맞게 재구성한 것이다.

예   아니오

1. 내게 맞는 열량 수준을 알고 적정체중을 유지하고 있다. ☐ ☐

2. 규칙적인 식사를 하고 골고루 먹는다. ☐ ☐

3. 아침은 왕처럼, 점심은 왕자처럼, 저녁은 거지처럼 먹는다. ☐ ☐

4. 지방과 설탕의 양을 줄이려고 한다. ☐ ☐

5. 흰 쌀밥이 아니라 현미밥과 잡곡밥을 먹는다. ☐ ☐

6. 생선이나 닭고기를 먹고 붉은 고기는 줄인다. ☐ ☐

7. 야채와 과일을 하루 5접시(작은 접시) 이상 먹는다. ☐ ☐

8. 인스턴트식품과 튀긴 음식은 피한다. ☐ ☐

9. 하루 8잔 이상의 물을 마신다. ☐ ☐

10. 우유와 유제품(치즈, 요구르트 등)을 적당히 먹는다. ☐ ☐

11. 커피, 홍차, 콜라 등 카페인이 든 음료를 마시지 않는다. ☐ ☐

12. 과체중이거나 비만한 경우 포화지방산과 과다한 단백질, 설탕을 줄인다. ☐ ☐

13. 하루 3번 이상 소량씩 자주 먹는다. ☐ ☐

14. 종합비타민제나 미네랄제를 규칙적으로 복용한다. ☐ ☐

15. 항산화제(비타민C와 E, 베타카로틴, 셀레늄 등)의 종류와 기능을

　　알고 먹는 편이다. ☐ ☐

해당사항이 13개 이상이면 노화방지에 아주 좋은 식사습관으로 볼 수 있다. 10개를 넘어섰다면 일단 어느 정도는 노화방지에 괜찮은 식사습관이다. 그러나 10개 이하라면 스스로 식사습관을 고치려는 노력이 필요하다. 만약 5개 이하라면 스스로의 노력만으로는 개선이 어렵기 때문에 의사나 영양사 등 전문가와 상담을 해보는 게 좋다. 특히 진단 1에서 4개 이상 "아니오"라고 답변한 경우라면 당장 전문가를 찾는 게 현명하다.

현재 자신이 적정량을 섭취하고 있는지를 알아보자. 이를 위해서는 먼저 건강을 유지하는 데 가장 적합한 '이상체중'을 먼저 계산해야 한다. 이어 생활을 유지하는 데 필요한 '1일 총열량'을 계산한다. 그런 다음 음식 열량표를 참고해 '실제 섭취 열량'을 계산한다. 1일 총열량이 많으면 더 먹어도 되지만, 실제 섭취열량이 많으면 섭취량을 줄여야 한다.

1. 이상체중 계산 = [키(cm) - 100] × 0.9

2. 1일 총열량 계산 : ① 노인 등 = 표준체중 × 25~30kcal ② 주부 사무직 등 = 표준체중 × 30~35kcal

③ 육체노동자 등 = 표준체중 × 35~40kcal

3. 음식 열량 표 참고

구분	음식 종류	열량(kcal)
밥	쌀밥 한 공기	300
	볶음밥, 각종 덮밥	550~700
	해물 죽, 야채 죽	200~300
면	칼국수, 수제비, 콩국수	450~550
	자장면, 짬뽕, 스파게티	650~750
	냉면, 라면, 쫄면	550~700
국물	콩나물국, 미역국, 무국, 된장국	50~100
	설렁탕, 갈비탕, 대구탕, 육개장	300~450
	김치찌개, 고추장찌개, 된장찌개	150~250
반찬	생선 한 토막	150~200
	소 돼지 등 고기 일인분	300~650
	각종 밑반찬	30~90
기타	햄버거 1개	350~500
	치킨 반 마리	600~900
	피자 1조각, 케이크 1조각	250~400
	각종 과일(포도 제외) 1개	100~200
	각종 음료	50~120

한국영양학회에서는 어떤 영양소를 하루에 얼마나 먹어야 하는지에 대한 지표인 '한국인 영양권장량'을 주기적으로 발표한다. 영양권장량이 제정된 1962년에는 탄수화물, 단백질, 지방 등 에너지를 포함해 10개 영양소가 포함됐지만, 2000년 7차 개정 때는 15개의 영양소가 포함됐다.

7차 영양권장량에 따르면 20~49세의 성인의 경우 1일 적정 열량 섭취량은 남성 2,500kcal, 여성 2,000kcal 정도이다.

1. 성인남자 = 662-9.53×나이+PA×[15.91×체중(kg)+539.6×키(m)]

　　※PA(활동 강도) = 1.0(비활동적), 1.11(저 활동적), 1.25(활동적), 1.48(매우 활동적)

2. 성인여자 =354-6.91×나이+PA×[9.36×체중(kg)+726×키(m)]

　　※PA=1.0(비활동적), 1.12(저 활동적), 1.27(활동적), 1.45(매우 활동적)

진단3과 진단4를 통해 자신이 비만이 될 가능성에 대해 짐작할 수 있다. 만약 하루 소비하는 열량에 비해 음식섭취량이 많다면 비만이 될 확률이 높은 것이다. 그러면 평소 어떤 음식을 좋아하는 지를 다시 체크해 봐야 한다.

〈진단5. 좋아하는 음식 체크〉

	예	아니오
1. 치킨은 전기구이보다 프라이드나 양념구이를 더 자주 먹는다.	☐	☐
2. 비빔밥보다 볶음밥을 더 자주 먹는다.	☐	☐
3. 양념이 덜 한 음식보다 양념이 많은 음식을 자주 먹는다.	☐	☐
4. 생 등심구이보다 양념갈비를 더 자주 먹는다.	☐	☐
5. 고구마 감자보다 고구마 칩, 감자 칩을 더 자주 먹는다.	☐	☐
6. 설렁탕 갈비탕을 먹을 때는 건더기보다 국물을 더 자주 먹는다.	☐	☐

해당사항이 3개 이상이라면 비만의 위험이 상당히 큰 상태다. 같은 재료를 썼더라도 뒤쪽에 등장한 음식들이 앞쪽보다 열량이 높기 때문이다. 가령 치킨은 전기구이일 때 1,700kcal 정도이지만 프라이드는 거의 두 배에 가까운 3,000kcal나 된다. 비빔밥은 580kcal 정도이지만 기름에 튀긴 볶음밥은 720kcal나 된다. 이처럼 평소 살이 찌는 음식을 선호하는 게 결국 비만으로 연결되는 것이다. 4개 이상이면 십중팔구 이미 비만 상태일 가능성이 높다.

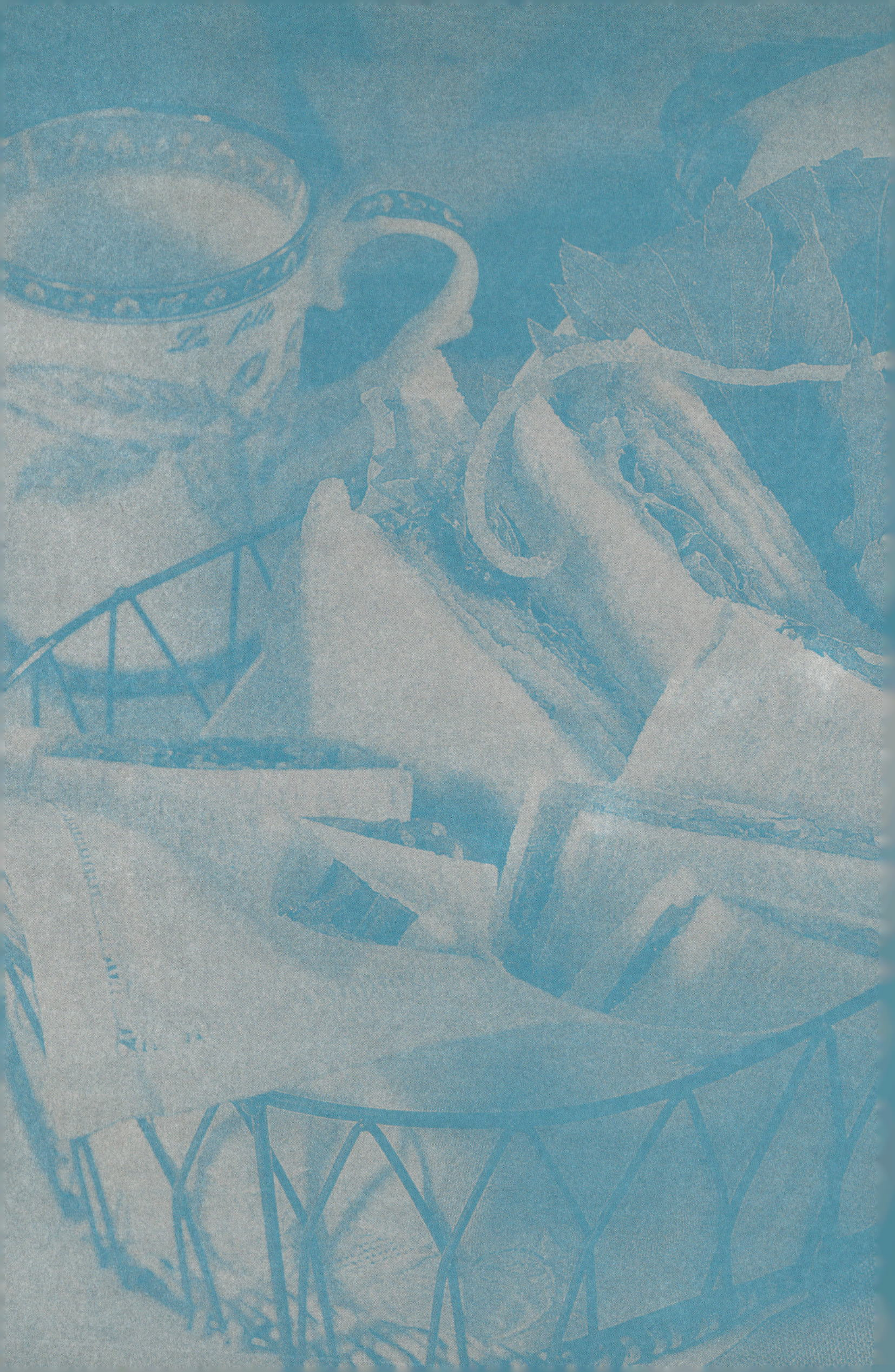

04

다이어트/뷰티

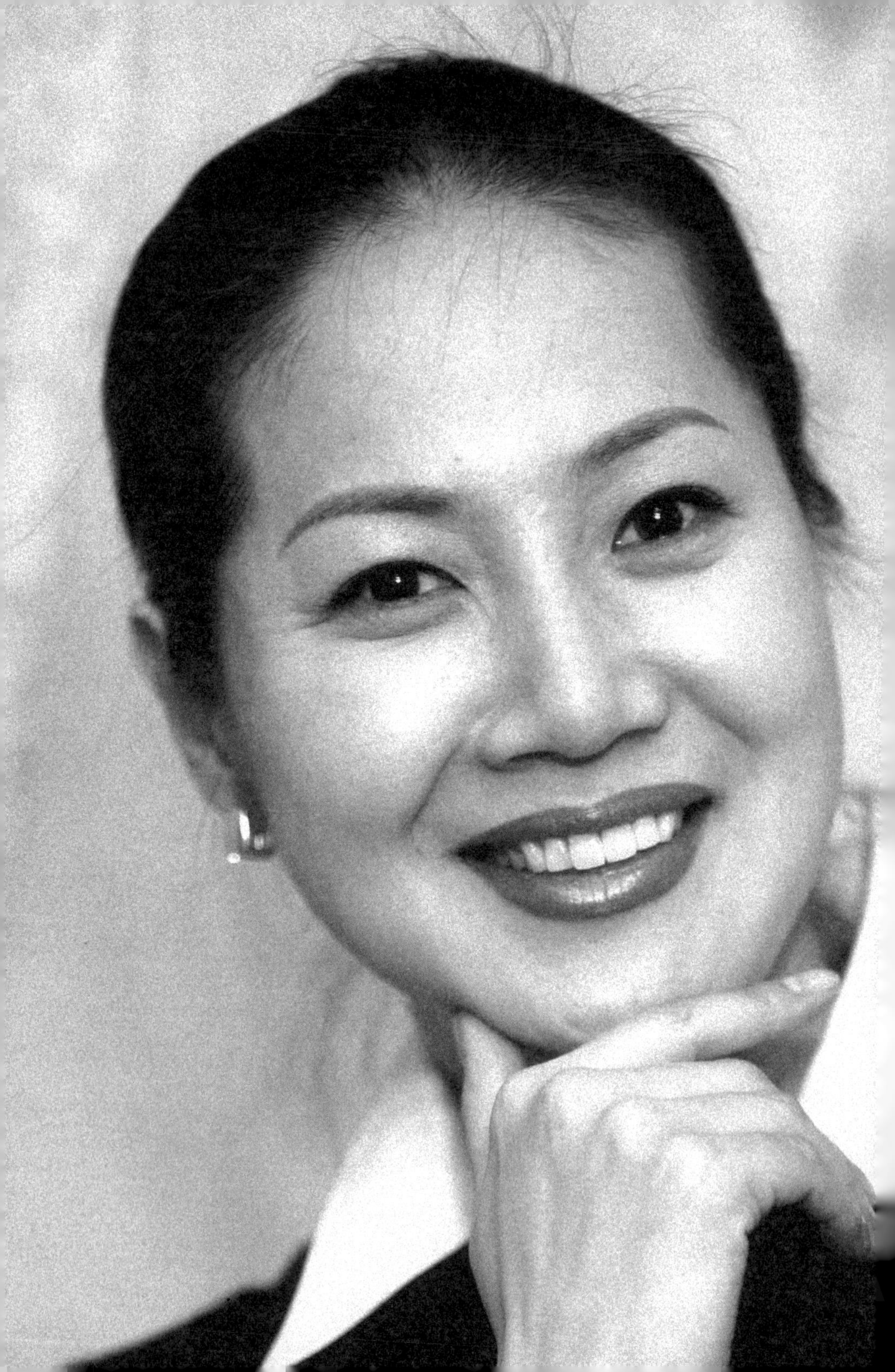

쌀뜨물로 세수하는 피부미인

양미경 탤런트

양미경 씨가 톱스타로 우뚝 선 데는 분명 '대장금의 한 상궁' 공이 컸다. 한 상궁의 단아한 이미지에 팬들은 푹 빠졌다. 중국에서의 인기 역시 이 점이 크게 반영되었다. 2005년 9월 29일 중국의 신화통신 인터넷 판은 "고상하고 겸손하며 상냥한 '한 상궁' 양미경이 창사長沙를 정복했다"고 보도하기까지 했다.

그러나 대장금 이전에도 그는 드러나지는 않았지만 '은은하게' 인기가 있어, 많은 주부들이 그의 고정 팬을 자처했다. 팬들은 이미 오래 전부터 그에게서 품어져 나오는 지적^{知的}이면서도 단아한 현모양처의 이미지를 읽어냈다. 그리고 무엇보다 40대라고는 믿기지 않는 그의 피부에 팬들은 부러움과 시샘을 동시에 느꼈다. 팬들은 그의 깨끗한 피부를 보고 '피부미인' 이란 별명을 붙여줬다.

"많은 분들이 피부 관리 비결을 말해 달라고 하는데, 정말 대답해 줄 게 없어요. 저는 촬영 강행군으로 피부가 '못 봐줄 만큼' 상할 때가 아니면 따로 관리를 안 해요. 효과가 좋다고 하는 화장품, 가령 노화방지 화장품 같은 것도 안 써요. 이렇게 말하면 사람들은 안 믿어요. 정말 솔직하게 말하는 건데 말이죠."

그는 집에 있을 때 스킨이나 로션을 바르는 정도라면 모를까 색조화장품은 손도 대지 않는다. 아마 연예인이 되지 않았더라면 평생 화장을 하지 않았을지도 모른다. 결국 어떤 화장품을 쓰느냐는 피부미인을 결정하는 기준이 되지 못한다는 얘기다.

뽀얀 피부의 비밀은 바로 쌀뜨물

피부미인이 되려면 우선 자신의 피부성질부터 알아야 한다. 그는 자신의 피부성질을 약간 건성이면서 지성인, 일종의 복합성 피부라고 진단한다. 기름기 있는 음식이 이런 피부성질에는 맞지 않는다. 그 역시 기름기 있는 음식을 먹고 나서, 촬영이 오래 지속되거나 몸이 힘들 때는 얼굴에 뾰루지 같은 것이 난다. 건성의 성질을 '죽이기' 위해서 평소 차가운 느낌이 나는 마사지를 좋아한다. 그렇게 하고 나면 피부가 시원해질 뿐 아니라 습기를 받아들여 촉촉해진다.

자신의 피부성질을 알고 나면 관리가 훨씬 쉬워진다. 그리고 오랜 경험이 쌓이면 자신만의 노하우를 터득할 수도 있다. 그가 현재 쓰고 있는 '자연화장품' 도 마찬가지다. 이렇게 말하면 '한방화장품' 으로 들릴 수 있지만 사실은 천연재료를 화장품처럼 쓴다는 의미다.

그가 가장 좋아하는 천연재료는 쌀뜨물이다. 보통 주부들은 쌀을 씻을 때 비누처럼 뭉클거리는 느낌을 별로 좋아하지 않는다. 채 벗겨지지 않은 쌀겨나 먼지 같은 것이 둥둥 떠오르기라도 하면 살짝 인상이 구겨져, 냉큼 쌀뜨물을 버리고 물이 다시 맑아질 때까지 씻고 또 씻는다. 그러나 그는 이 쌀뜨물을 버리지 않는다. 뽀얀 피부의 비결은 바로 이 쌀뜨물에 있다.

"10년 이상 쌀뜨물을 얼굴에 발랐어요. 피부를 촉촉하게 해주고 하얗게 만들어주거든요. 맨 처음 나오는 쌀뜨물만 버리고 나머지를 모두 받아둡니다. 그 쌀뜨물을 고르게 얼굴에 바르고 15분 정도 있다가 깨끗이 씻어내면 됩니다."

여름에는 오이 마사지를 자주 한다. 방법은 쌀뜨물 마사지와 다르지 않다. 잘게 썬 오이를 얼굴에 붙이고 15분 정도 편안히 누워 있다가 떼어내고 얼굴을 씻는다. 피부트러블이 있을 때 오이를 쓰면 효과가 좋다. 이처럼 제철 채소를 이용하는 것이 좋은 피부 관리법이다.

며칠간 밤샘 촬영이 계속돼 피로가 쌓이면 얼굴에 뾰루지나 종기가 나는 경우가 종종 있다. 이때 그는 죽염가루를 쓴다. 죽염가루를 얼굴 전체에 바르고 그 상태로 잠을 자는 것이다. 다음날 일어나서 바로 얼굴을 씻으면 뾰루지나 종기가 말끔하게 사라진다. 사실 친정언니가 구해 줘 처음 사용할 때만 해도 '그게 그거겠지' 라고 생각했다. 그러나 몇 차례 효과를 본 이후로는 항상 죽염가루를 준비해 둔다. 대장금을 촬영할 때도 죽염가루 덕을 본 적이 있다. 당시 미용팀 스태프 중 막내가 피부트러블이 심해 마음고생을 심하게 했다. 그때 그가 가지고 있던 죽염가루를 나눠줘 얼굴에 바르도록 했더니, 2~3일이 지나자 언제 그랬냐는 듯 깨끗하게 피부트러블이 사라졌다.

먹는 걸 잘 먹어야 피부미인

아무리 피부에 좋다는 화장품을 바르고 손질을 잘 해준다 해도 제대로 먹지 못하면 피부는 거칠어진다. 그래서 '잘 먹어야 피부미인'이라는 말에 그는 전적으로 동의한다. 그는 자신을 가리켜 '먹보'라 부른다. 사람들은 그의 가냘픈 몸매를 보면서 식사량이 많을 거라고는 생각하지 않는다. 그러나 그는 원래부터 밥을 좋아하고 잘 먹는다. 보통 두 그릇은 뚝딱 해치우기 때문에 식사량이 좀 줄어 한 그릇만 먹어도 오히려 주변에서 "어디가 아프냐"고 성화다.

그의 '먹성'은 시댁에서도 어김없이 드러난다. 한국의 며느리라면 시댁에서 어른들을 모시고 식사하는 게 편치 않다. 아무리 넉살이 좋은 여자라 해도 마찬가지다. 밥이 입으로 들어가는지, 코로 들어가는지 모르고 식사를 끝내기 일쑤다. 그러나 그는 아니다. 어른들 앞에서도 밥 두 그릇은 가볍게 해치운다.

음식을 먹을 때는 어떻게 식사를 하느냐가 또한 중요하다. 그는 음식을 깨작이는 것을 가장 참지 못한다. 골고루 먹지 않고 음식을 가리면 몸도 어딘가 이상이 생길 것이고, 따라서 피부도 나빠질 것이란 생각에서다. 그래서 그는 편식을 피부에 가장 큰 적敵으로 규정한다. 비록 산해진미는 아니더라도 맛있게 골고루만 먹으면 건강해진다는 게 그의 음식 철학이다. 이 음식은 몇 칼로리, 저것은 몇 칼로리 하는 식으로 열량을 따지지 않는 것이나, 아이와 남편에게도 스파게티나 피자 등 소위 '정크 푸드'라는 음식을 직접 만들어주는 것도 그 때문이다.

"고열량 식품 그 자체가 문제라기보다는 불균형이 더 큰 문제라고 생각해요. 이런 음식들도 다른 것들과 균형을 맞추면 큰 문제가 되지 않죠. 육식 위주의 식단이라 해도 나머지 영양을 채워줄 수 있는 채소, 생선, 청국장, 된장찌개 등을 고르게 먹는다면 피부는 물론 몸 전체 건강에도 좋을 거예요."

실제 그가 가족에게 차려주는 식단이 딱 그 모습이다. 남편과 아이가 밀가루 음식을 좋아해 가끔 스파게티 같은 것을 만들어먹기도 하지만 대체로 식탁은 '예스럽다' 싶을 정도로 한국 전통식단에 가깝다. 채소와 육류를 늘 적절하게 배합해 편식을 막는다. 음식 재료로 굳이 유기농산물을 고집하지는 않지만 가능하면 싱싱한 것을 고르려고 한다. 군것질은 금물. 그 역시 대장금 촬영이 새벽까지 계속 이어질 때 너무 배가 고파 스태프가 준 초콜릿을 한두 번 먹은 것 이외에는 지금까지 거의 군것질을 한 적이 없다.

"그리고 빼놓을 수 없는 게 또 있어요. 바로 아침식사입니다. 저는 가능하면 온 가족이 함께 모여 아침식사를 꼭 하려고 하죠. 아침식사는 피부건강에도 좋지만 활기찬 생활을 위해 꼭 먹어야 한다고 생각해요. 지금껏 아침식사를 건너뛴 적은 별로 없어요."

음식 이야기를 하다 보면 누구나 평생 잊을 수 없는 경험이 떠오르기 마련이다. 그 역시 지금까지 음식에 얽힌 세 번의 추억을 가지고 있다.

14년 전 아들 진석이를 임신했을 때가 가장 먼저 떠오른다. 그때 그는 입덧이 너무 심해 도통 음식을 먹지 못했다. 그 즈음 친한 친구가 찾아와 그를 삼청동에 있는 한 국수집으로 데리고 갔다. 친구가 권한 국수전골을 거절할 수 없어 마지못해 젓가락을 들었다. 그런데 웬걸. 그렇게 맛있을 수가 없었다. '평생 잊지 못할 맛'이 돼 버렸다.

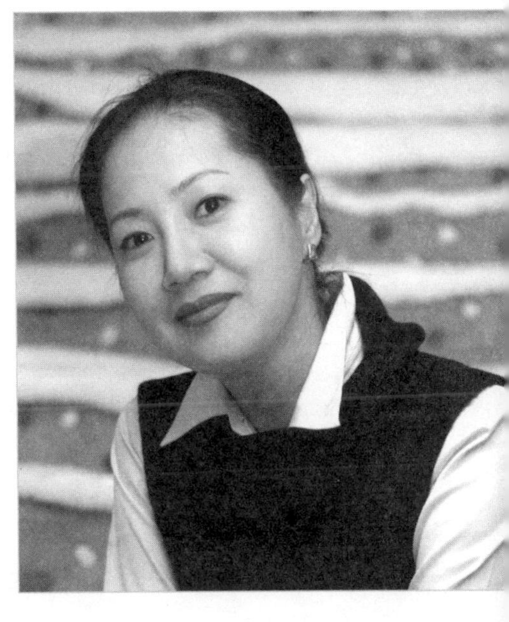

두 번째는 그로부터 얼마 지나지 않아 입덧이 끝날 무렵 친정어머니가 해준 된장찌개다. 입맛이 돌아오면서 가장 먼저 먹은 음식이었다. 친정어머니의 사랑이 담겨 있어서 그랬을까? 그는 지금도 그때의 된장찌개가 지겨운 입덧을 끝냈을지도 모른다고 생각하고 있다.

세 번째가 출산 직후 먹은 미역국이다. 그는 평소 미역국을 잘 먹지 않았다. 그러나 그때 그 미역국 맛은 그렇게 기막힐 수가 없었다. 한 끼 식사에 다섯 그릇을 단숨에 비웠을 정도였다.

적당한 운동과 충분한 휴식이 필요

천연재료로 피부를 관리하고 편식만 하지 않으면 다 피부미인이 될 수 있는 것일까? 그는 마지막 노하우로 '푹 자고 적당히 운동하며 규칙적으로 생활하는 것'을 추가한다. 어쩌면 앞의 두 방법보다 마지막 방법이 가장 중요할 수도 있다. 건강의 기본 원칙을 무시하고 피부미인이 될 수는 없기 때문이다.

"저는 늦어도 밤 10시가 되면 잠자리에 들고 새벽 5~6시쯤에는 일어나요. 하루에 8시간은 충분히 자는 수면습관을 오래 전부터 유지하고 있죠. 푹 자야 피부도 쉴 수 있지 않겠어요? 또 이렇게 규칙적으로 생활하면 피부도 그 리듬에 맞춰 살아간다고 저는 믿어요. 늦게 자고 늦게 일어나면 피부가 항상 축축 늘어질 거 같아요. 피부 탄력이 회복되는 시간도 그만큼 늦어지지 않을까요?"

그는 원래 운동신경도 없고 별로 좋아하지도 않아 따로 운동을 하지 않았다. 그러나 40대가 되면서부터 아파트 주변을 저녁에 걸어다니기 시작했다. 딱히 피부건강만 위해서 그런 것은 아니다. 마흔 줄에 접어들면서 다른 사람들처럼 그 역시 '운동을 하긴 해야 하겠는데……'라고 고민을 했다. 그래서 별 노력을 하지 않고 쉽게 할 수 있는 걷기 운동을 택한 것이다.

아파트를 네 바퀴 도는 데 걸리는 시간은 대략 40분 정도. 그쯤

되면 얼굴에 땀이 맺히고 옷도 축축하게 젖지만 기분만은 그렇게 상쾌할 수가 없다. 가끔 아파트 뒤쪽으로 나 있는 수락산에 오르기도 하는데, 힘은 들지만 다음날 더할 나위 없이 가뿐해진다. 앞으로도 헬스클럽에서 달리기를 할 생각은 없지만 주변에서 쉽게 할 수 있는 운동을 골라 할 작정이다.

이제 삶의 여유를 즐기는 40대이지만 그도 다른 주부와 마찬가지로 30대 후반에는 감정의 굴곡을 경험하기도 했다. 어느 날 갑자기 시간이 너무 빨리 흐른다는 생각에 삶이 초조해졌다. 그러던 중 책을 읽다가 문득 한 구절이 눈에 들어왔다. '현재가 선물이다.' 순간 그동안 얼마나 스스로에게 인색했는지를 깨달았다. 그래서 흐르는 시간을 아쉬워할 게 아니라 자신에 대한 투자를 늘려야 한다는 결심을 했다.

그는 니트를 직접 짜서 입을 정도로 꼼꼼한 주부다. 그래서 아내와 엄마, 주부의 역할을 모두 잘 하려고 애쓰는 주부들의 심정을 잘 안다. 쇼핑을 가도 남편과 아이의 물건만 사고 자신에 대한 배려는 하지 않는다. 자신의 옷 한두 가지나 화장품 한두 개쯤은 살 수도 있는데, 온통 아이와 남편 걱정뿐인 주부의 현실이 안타깝다.

"건강해지기 위해서라도 스스로를 먼저 아껴야 해요. '나는 소중하다'고 항상 마인드 컨트롤을 하세요. 꼭 비싼 게 아니어도 상관

없습니다. 남편과 아이 옷을 살 때 슬쩍 내 것도 구입하세요. 스스로를 배려해야 마음도 편해지고 몸과 마음은 물론 피부도 좋아집니다. 자신에 대한 투자는 바로 가족에 대한 투자라는 점을 잊지 마세요."

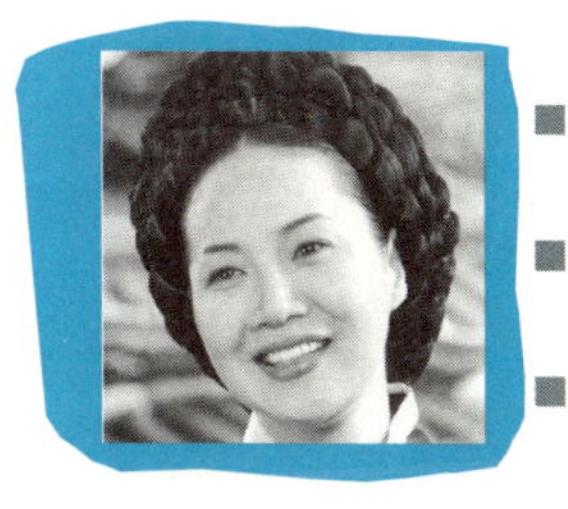

전문가가 보는 양미경의 피부관리법
성균관대 의대 삼성서울병원 성형외과
오갑성 교수

"의학적으로 봤을 때 쌀뜨물과 오이, 죽염가루를 사용하는 탤런트 양미경 씨의 피부 관리법은 매우 타당한 것으로 보입니다."

성균관대 의대 삼성서울병원 성형외과 오갑성 교수는 일단 천연 성분을 사용하는 피부 관리법이 좋은 방법임을 인정한다. 다만 죽염가루를 얼굴에 바르고 그냥 잠을 자기보다는 5분 뒤 깨끗이 씻고 화장수와 로션으로 손질하는 게 더 좋다고 말한다.

각각의 방법에 대해 세부적으로 들여다보자. 어느 정도로 쌀을 도정했느냐에 따라 달라지겠지만 일반적으로 쌀뜨물에는 칼슘과 마그네슘 등 피부에 필요한 무기질이 풍부하다. 비타민B1은 눈과 입 점막과 피부를 튼튼하게 해주고, 비타민E는 피부노화를 예방해주며, 비타민A는 색소가 침착되는 것을 막아준다. 오 교수의 보충 설명이다.

"쌀뜨물은 기미와 주름살 예방에도 좋습니다. 특히 검은 쌀이나 현미에 무기질과 비타민이 더 많기 때문에, 이런 쌀을 씻은 물일수록 피부에 더 좋지요. 모든 피부에 다 쓸 수 있지만 민감한 피부의 경우에는 피부가 벗겨지는 '박피현상'이 부작용으로 나타날 수 있습니다."

오이는 각종 영양소가 고루 들어 있지만, 특히 비타민C가 많다. 보통 오이 1개당 10mg의 비타민C가 들어 있어 피부와 점막을 튼튼하게 한다. 양미경 씨가 여름철에 오이마사지를 즐기는 데, 이는 의학적으로 매우 좋은 습관이다.

"특히 여름철 햇볕에 노출돼 벗겨지거나 통증이 생기는 피부 손상에 오이가 좋습니다. 오이에 밀가루를 섞어 팩을 하면 미백효과도 기대할 수 있죠. 오이 즙을 내 차갑게 한 뒤 바르면 피부가 진정되는데, 이때 오이 대신 감자를 써도 좋습니다. 감자와 밀가루를 합쳐 반죽을 만들고 피부에 바르면 통증이 빨리 사라지죠."

죽염은 천일염을 왕 대나무에 다져 넣어 850도에서 8~10시간 구워내 만드는데, 칼륨, 칼슘, 철, 망간, 마그네슘 등 60여 종의 무기질이 들어 있다. 죽염은 예로부터 미용 목적으로 사용돼 왔으며, 클레오파트라도 얼굴을 씻을 때 죽염을 썼다는 기록이 남아 있을 정도다. 최근에는 생명공학 기술에 접목해 여러 미용 제품으로 출시되고 있다.

죽염은 항균과 항염증 작용이 뛰어나 뽀루지, 습진, 무좀 등이 생겼을 때 효과가 좋은데, 이는 피부에 기생하는 세균의 세포 표면을 감싸 번식을 막는 것이다. 죽염을 상처 부위에 발랐을 때 따끔거리는 것도 이 때문이다.

"죽염은 피부 미용에도 아주 좋습니다. 보습효과가 있을 뿐 아니라 각질과 피부 안쪽에 있는 노폐물도 제거합니다. 다만 염증이 없는 피부일 때 효과가 있는 편이고, 눈 주변에는 절대 발라서는 안 됩니다. 죽염가루는 피부에 자극을 주지 않을 정도로 입자가 고운 것을 써야 합니다."

오 교수는 이 밖에도 맥반석, 녹차, 레몬, 우유 등도 잘만 이용하면 피부 관리에 탁월한 효과가 있다고 말한다.

맥반석 팩도 좋다. 피부 깊숙이 들어 있는 노폐물을 제거하는 효과가 크기 때문이다. 다만 지성피부에는 좋지 않아 여드름이 심한 사람이 맥반석 팩을 하면 고름이 나올 수 있다.

윤기가 없거나 각질이 많은 피부라면 우유가 도움이 된다. 우유는 이 밖에도 콜라겐을 만들고 주름을 개선하는 효과도 있다. 클렌징을 하고 얼굴을 씻을 때 마지막으로 미지근한 온도의 우유로 씻어주면 좋다. 건성피부일 경우에는 화장 솜에 우유를 적셔 얼굴에 발랐다가 20분 정도 후 씻어주면 된다. 다만 고름 형태의 여드름이 있으면 좋지 않다.

레몬즙은 피부를 하얗게 만들어준다. 작은 크기의 청주 1병에 레몬 2개를 즙을 낸다. 이때 레몬껍질은 사용하지 않는다. 밀봉한 뒤 일주일간 냉장 보관했다가 커피 필터로 찌꺼기를 거른 뒤 사용하도록 한다. 레몬즙은 두피마사지에도 좋아 비듬과 가려움증을 완화시킬 수 있다. 모든 피부에 적용이 가능하다.

녹차 물로 얼굴을 씻으면 기미와 주근깨를 어느 정도 예방하고 줄일 수 있다. 녹차 팩도 가능하다. 먼저 녹차를 끓인 물에 수건을 적셔 얼굴을 닦거나 끓는 도중 증기를 얼굴에 쏘이면 된다. 녹차의 살균기능으로 인해 여드름이 진정된다. 요구르트에 녹차를 섞어 팩을 하면 피부가 부드러워지고, 비듬이 많으면 녹차 물로 머리를 감도록 한다.

얼굴 주름 없애기

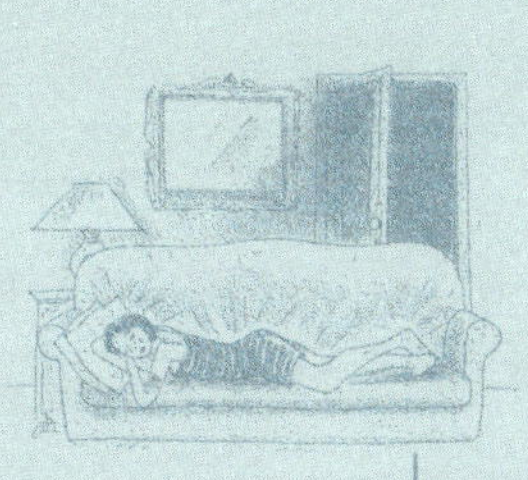

1. 주름 종류부터 알자.

주름은 크게 세 종류로 분류할 수 있다. 첫째, 진피 부분에 있는 탄력섬유가 파괴되거나 약해져서 생기는 진성주름이다. 둘째, 피부에 들어 있는 수분이 줄어들어 생기는 가성주름, 셋째, 피하지방이 부분적으로 줄어들면서 생기는 일시적 주름이다. 가성주름과 일시적 주름은 관리만 잘 하면 바로 원래대로 돌아가지만, 진성주름은 방치하면 말 그대로 진짜로 굵직한 주름이 돼 버린다. 이때는 웬만하면 주름이 없어지지 않는다.

2. 마사지도 알고 하자.

인터넷에 떠도는 얼굴 마사지와 체조는 의학적인 근거가 미약하다. 가령 살이 눌려서 주름이 생기기 때문에 그것을 풀어주려면 중력 반대 방향으로 마사지를 하라는 내용이 많다. 그래서 얼굴 아래에서 위쪽으로, 눈 아래에서 코 옆을 돌면서 눈썹이 시작된 부분으로 올려야 한다고 한다. 그러나 의학적으로 볼 때 마사지의 효과는 혈액순환을 원활하게 함으로써 나타난다. 자주 마사지해 주면 혈액순환이 촉진돼 노폐물이 배출되고 조직이 재생되는 것을 돕는다는 것이다. 마사지를 할 때 지나치게 힘을 주면 피부에 불필요한 자극을 줘 오히려 악화시킬 수도 있다. 하루 2~3분 손끝으로 가볍고 부드럽게 마사지하고 자극을 최소화하기 위해서는 반드시 크림을 바르고 해야 한다.

3. 주름 부위에 따라 다르게 마사지 하라.

이마를 마사지할 때는 먼저 양 손가락을 눈썹 바로 위쪽에 갖다댄다. 이어 눈썹에서 머리카락 쪽으로 부드럽게 쓸어 올린다. 그 다음에는 중지와 약지의 끝을 이용해 이마에 나선형을 그리듯이 마사지해 준다.

눈 주변을 마사지할 때는 우선 아이크림을 바르는 게 좋다. 아이크림은 눈 밑에 세 부분으로 나눠 얇게 펴서 바르도록 한다. 그 다음에는 중지와 약지 끝을 이용해 나선형을 그리며 마사지하면 된다. 이때 순서는 눈 꼬리에서 눈 아래쪽으로, 다시 미간 쪽으로 진행하도록 한다. 마사지가 끝났으면 눈 주변을 원을 그리듯이 빙 돌면서 손가락 끝으로 톡톡 두드린다.

턱을 마사지할 때는 먼저 양 손가락의 등 쪽을 이용해 턱 아래에서부터 귀 밑까지 부드럽게 쓸어 올린다. 이어 양 손가락 끝으로 턱 선을 돌아가면서 뒤쪽에서 앞쪽으로 살짝 튕겨준다. 이와 함께 목의 주름이 생기지 않게 하려면 평소 너무 높은 베개는 피하는 게 좋다. 피부조직이 얇고 건조하기 때문에 높은 베개를 베고 자면 그 사이에 주름이 더욱 깊어지기 때문이다.

4. 자외선은 피하고 술과 담배는 멀리하라.

햇빛이 약한 겨울에도 자외선으로 인해 피부는 상한다. 계절에 관계 없이 매일 자외선 차단제를 얼굴과 목에 발라 줘야 한다. 특히 햇빛이 강한 오전 10시부터 오후 3시 사이에 나들이를 할 때는 2~3시간마다 자외선 차단제를 바르도록 한다.

술과 담배를 많이 하면 피부의 모세혈관이 확장되면서 수분이 급격하게 손실된다. 피부가 거칠어질 뿐 아니라 재생이 되는 속도도 늦어진다. 반대로 물을 많이 마시면 피부 수분이 항상 일정하게 유지돼 촉촉해지면서 주름도 덜 생긴다.

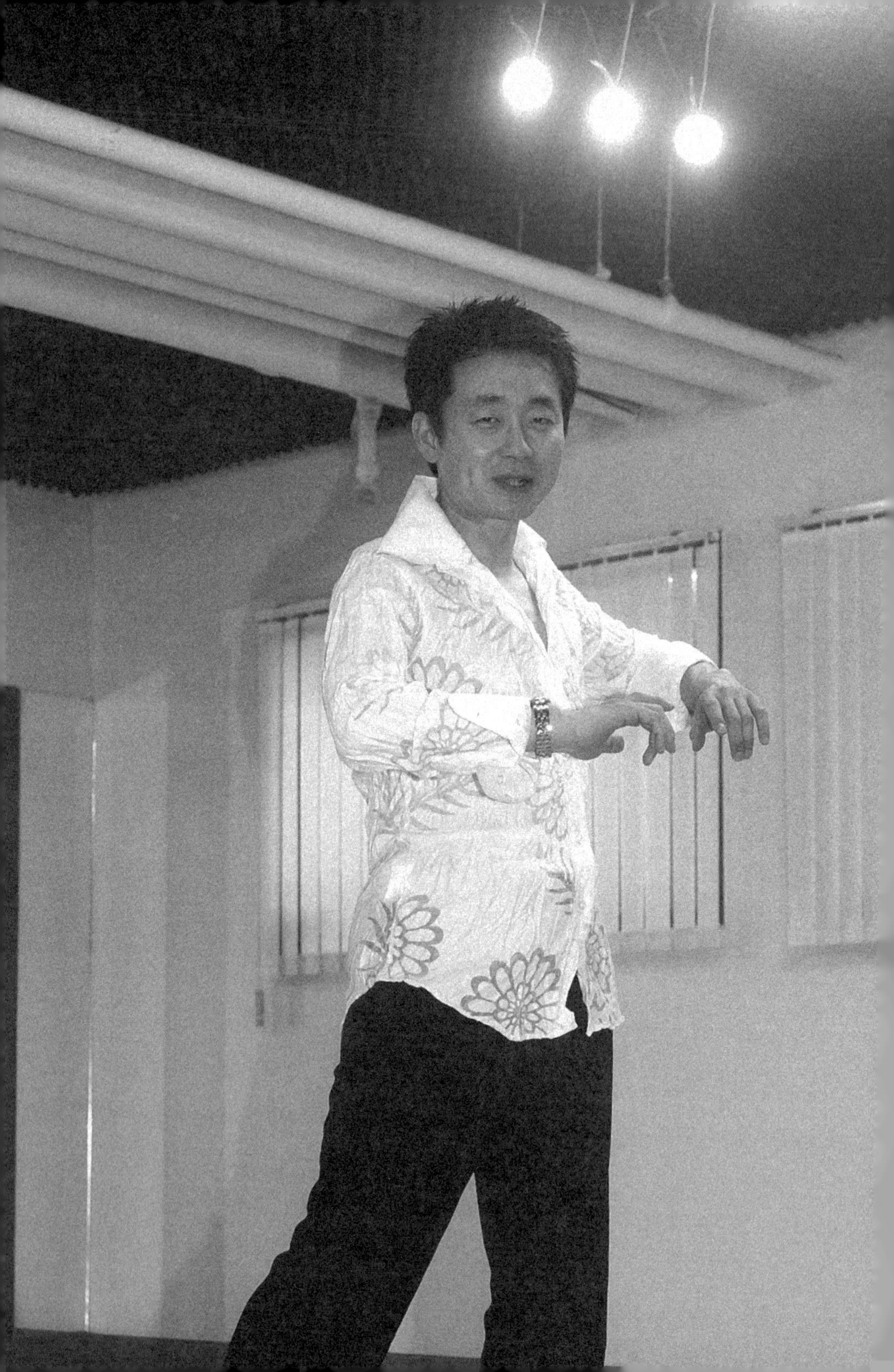

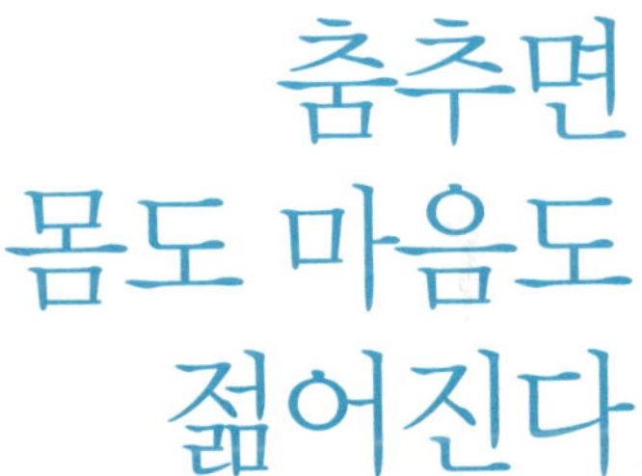

춤추면
몸도 마음도
젊어진다

박용우 가정의학과 교수

2005년 4월 서울에서 라틴댄스 페스티벌 'Fire of Latin'이 열렸
다. 이 페스티벌에는 아마추어 살사댄스팀의 공연이 예정돼 있었
다. 화려하고 야시시한 옷을 입은 공연팀은 대부분 20대 남녀로 돼
있었다. 다만 딱 한 명, 마흔을 넘은 남성이 눈에 띄었다. 그 사람
은 국내 최고의 비만 전문의로 꼽히는 강북삼성병원 가정의학과
박용우 교수였다.

그는 상도 주지 않는 이 3분 50초의 공연을 위해 3개월간 모든 일정을 팽개치고 연습에 몰두했다. 중요한 국제학술대회에도 가지 않았고 논문 준비도 미뤘다. 다만 의사의 본분인, 환자 진료만 예전과 동일하게 이뤄졌다.

그가 한낱 '아마추어 댄스 공연'에 그처럼 목을 매단 것은 춤이 좋아서다. 그는 살사댄스를 하고 있으면 모든 스트레스가 사라지고 삶의 희열을 느낀다고 한다. 그렇다고 다른 사람들처럼 나이트 클럽이나 락 카페, 재즈 바를 많이 다닌 것도 아니다. 그는 오로지 댄스학원에서만 춤을 췄다. 춤 그 자체를 사랑했기 때문에 사람들에 부대끼거나 움직임에 제약을 받는 게 싫었다.

마흔이 넘어 살사댄스에 반해

그가 춤에 빠져든 계기는 한 편의 뮤지컬 때문이었다. 그는 2003년 7월 'Singing in the rain'이란 뮤지컬을 우연한 기회에 관람하게 됐다. 현란한 배우들의 탭댄스에 '어쩌면 저토록 아름다울 수가 있을까'라는 생각을 하며 거의 넋이 나가버렸다. 뮤지컬이 끝난 후 배우들과 뮤지컬 동호회와의 뒤풀이가 이어졌다. 그는 당시 동호회의 회원으로 당연히 뒤풀이에 참석했고, 다짜고짜 여주인공을 맡았던 배우에게 물었다. 어디 가면 탭댄스를 배울 수 있냐고…….

그러나 어느 학원을 가든 수강생은 모두 10대 후반이나 20대였다. 마흔이 넘은 그가 낄 자리는 어디에도 없었다. 내 것이 될 수 없다는 두려움 때문이었을까? 꿈에까지 탭댄스를 추는 배우들의 모습이 나타났다. 절실하면 이루어지는 모양이었다. 다행히 탭댄스는 혼자서도 충분히 춤을 출 수 있다는 걸 알았다. 개인지도를 받을 수 있는 곳을 수배한 끝에 서울 교대 역 근처에 있는 한 스튜디오를 찾아냈다.

탭댄스를 배우면서 그는 자신이 춤에 이끌리고 있다는 사실을 깨달았다. 그렇다고 해서 살사댄스를 배우겠다는 용기까지 있는 것은 아니었다. 강사의 칭찬이 없었다면 아마 살사댄스를 하겠다고 달려들지는 않았을 것이다.

"강사가 그러더라고요, 리듬감이 뛰어나고 배우는 속도가 20대 못지않다는 거예요. 그 말을 친구에게 했더니 그 친구가 대뜸 '그럼 살사댄스를 배워봐라. 아는 학원 원장이 있는데 한번 해봐라' 하는 거예요. 탭댄스보다는 역동적일 것 같아서 괜찮겠다고 생각했는데, 친구가 정말 원장을 소개시켜줬어요. 얼떨결에 살사댄스를 하게 된 거죠."

2003년 12월 그렇게 해서 살사댄스를 시작했다. 반했기 때문에 그랬을까? 의외로 살사댄스는 좋은 점이 많았다. 무엇보다 다이내

믹했다. 댄스스포츠보다 더 격동적이기 때문에 빨리 걷기나 달리기를 할 때와 비슷한 운동 효과를 얻을 수 있었다. 게다가 춤만 췄는데도 심폐지구력이 절로 강화되기 때문에, 따로 운동을 해야 한다는 강박관념을 느낄 필요도 없었다. 춤을 추기 전 20분 정도 스트레칭을 하는 것은 일상의 피로와 근육 뭉침을 풀어주는 '덤'이었다.

3개월 정도 살사댄스를 했을까? 그때 그는 춤을 계속 춰야 할까 말아야 할까를 고민하게 되었다. 댄스 실력이 늘기는 늘었는데, 어느 정도 이상의 경지를 넘어서지 못하는 자신을 발견하게 된 것이다. 그는 다시 병원에 처박혀 환자 진료에만 몰두했다. 만약 그때 주변에 있는 사람들이 "박용우는 춤 하나는 정말 잘 춰" "의사 중에 박용우가 가장 춤을 잘 출거야"라고만 하지 않았다면 정말 댄스를 포기했을지도 모른다.

"그런 말을 듣자 왠지 뿌듯했어요. 춤을 잘 춰서가 아니라 그런 평가를 받을 수 있다는 사실에 고무된 거죠. 사실 보수적인 의사 세계에서 춤을 춘다는 것은 용기가 필요한, 큰 모험이죠. 게다가 마흔 넘어 춤을 춘다고 손가락질하지는 않을까 하는 걱정도 했고요. 내가 해냈다, 뭐, 이런 생각이 들었어요. 그러다 결국 공연까지 하게 된 거죠."

그러나 그가 살사댄스를 즐길 만큼 몸매가 좋았던 것은 아니다.

2001년 3월 미국 뉴욕에 있는 컬럼비아대 의대에 초빙교수로 가 있던 시절에는 키 169cm에 몸무게 72kg으로, 다소 비만 체형이었다. 밥을 먹고 나면 바지 단추를 풀어야 숨을 쉴 정도였다. 다이어트를 해야겠다고 생각하던 차에, 마침 '운동과 자율신경의 관계' 다이어트 임상연구가 진행됐다. 300달러의 참가비도 준다고 해 '님 보고 뽕도 딸 겸' 연구에 자원했다.

당시 연구 책임자는 일주일에 4회, 매회 30분 헬스클럽을 이용하고 그 증거로 쿠폰을 받아오게 했다. 하루라도 안 가면 연구기간은 1주일 더 연장됐다. 그는 어렸을 때부터 운동을 지독히도 싫어했다. 아이들이 몰려다니며 축구를 할 때도 멀찌감치 바라보기만 했다. 그런 사람이 억지로 운동을 해야 하니 얼마나 짜증이 났겠는가? 책임자의 눈치를 보면서 러닝머신에서 걷고 달리다가 30분이 지나고 '땡' 하면 바로 나와 버렸다. 강압적이기는 했지만 살은 빠졌다. 12주가 지난 후 그의 몸무게는 62kg까지 줄어들었다. 그러나 연구가 끝난 후 운동을 하지 않자 슬슬 체중이 붙기 시작했다.

"스트레스를 받으면서 다이어트를 하면 몸은 둘째 치고, 마음이 축난다는 것을 그때 알았어요. 즐겁게 살을 빼는 방법은 없을까 고민했어요. 저만의 다이어트를 개발해야 할 필요를 느꼈죠."

그때 나온 것이 이른바 '감성 다이어트'다. 자신의 감성에 충실하면서 다이어트를 해야 한다는 것이다. 그는 운동을 하는 대신 대중교통 수단을 이용하거나 시간이 되면 수시로 병원 계단을 오르내렸다. 노래방에 가면 좋아하는 노래를 맘껏 불렀고, 폭탄주도 3~4잔은 거뜬히 마셨다. 그런데도 2001년 6월 귀국할 때 체중은 60kg으로 떨어졌다.

다이어트를 하려면 영양과 운동, 스트레스 해소 등 세 가지 요소가 모두 충족돼야 효과가 높다. 이중 감성 다이어트는 스트레스 해소에 비중을 두고 있다. 아무리 음식을 적게 먹고 운동을 많이 한다 해도 감성에 어긋나 스트레스를 받는다면 결과적으로 요요현상이 생기기 쉽다. 그는 환자의 비만치료에도 이 점을 적용한다. 운동처방을 내릴 때 '일주일에 3회 이상 운동하라'는 식이 아니라 '움직일 상황이 되면 감정 내키는 대로 최대한 많이 움직여라'고 말한다.

"많은 사람들이 다이어트를 할 때 감성이 얼마나 중요한지를 잘 모르는 것 같아요. 다이어트 도중 살이 약간이라도 빠지면 신나잖아요? 그것 때문에 용감해지고, 또 더 젊어지죠. 감성에 충실하면 다이어트뿐 아니라 노화를 막는 데도 큰 도움이 돼요."

실제 그는 감성을 무시한 채 헬스클럽에서 죽어라 운동만 했다가 몸을 망치고 뒤늦게 진료실을 찾는 환자를 많이 접해왔다. 그들의 공통점은 스트레스를 방치한데 있었다. 오로지 살을 빼겠다는 일념만으로 다이어트를 했던 것 이다. 춤을 출 때 20대의 감성으로 돌아간 자신을 발견한 그의 사례와는 너무 대조적이다.

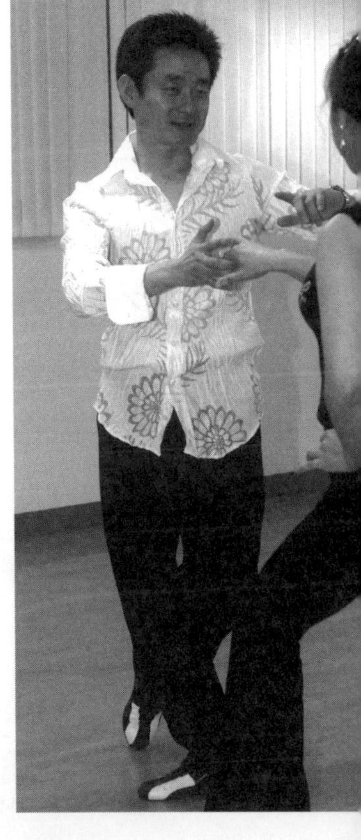

새로운 살빼기 방법, 감성 다이어트

어떻게 해야 자신의 감성에 충실할까? 물론 절로 되는 것은 아니다. 감성 다이어트에도 단계가 있어 훈련이 필요하다. 그는 크게 아는[知] 단계, 좋아하는[好] 단계, 즐기는[樂] 단계로 나눈다. 다이어트에 도움이 되려면 즐기는 단계에까지 이르러야 하며, 그 전에 관둘 경우 요요현상이 생길 수 있다. 그가 체중을 62kg으로 유지하는 것도 춤을 즐기는 단계에 도달했기 때문이다.

그는 평소 뮤지컬과 같은 공연을 자주 관람하는 편이다. 일상의 번거로움을 모두 잊고 무한정 그것에 빠져들고 완전 몰입이 가능하기 때문이다. 달리 말하자면 이미 즐기는 단계에 올라 있다는 얘기다.

그러나 모든 사람이 그처럼 몰입할 수 있는 것은 아니다. 어떤 사람은 다들 박수 치는 상황에서 멍하니 앉아 있기도 하고, 또 다른 사람은 모두 넋을 빼고 보고 있는데 혼자서 돌출 박수를 치기도 한다. 언젠가 와인과 관련된 행사에 갔을 때였다. 참석자 대부분이 영문도 모르고 와인 잔의 끝 부분을 쥐고 술을 음미하고 있었다. 왜 그런지 이유를 아는 사람은 없었다. 그들은 아직 아는 단계였던 것이다. 이런 과정을 몇 차례 겪으면서 사람들은 자신의 감성이 풍부해지는지, 스트레스를 받고 있는지 판단하게 될 것이다. 이처럼 아는 단계는 일종의 '궁합 맞추기'와 비슷하다.

그도 한때 골프와 궁합을 맞춰보려고 했다. 몇 번 필드에 나가보기도 하면서 골프가 자신에게 맞는 운동인지를 가늠해 봤다. 그런데 도무지 재미가 없었다. 2단계인 좋아하는 단계로 올라설 수가 없었던 것이다. 1단계에서는 무조건 시도를 해볼 필요가 있다. 왜냐하면 아직 자신은 스스로를 모르는 게 더 많기 때문이다.

2단계는 그 자체만으로 즐거운 시점이다. 그 역시 살사댄스를 하면서 재미에 흠뻑 빠졌기 때문에 좋아하는 단계에 쉽게 도달할 수 있었다. 그러나 최종 단계인 3단계에 오르려면 재미만으로는 안 된다. 열심히 춤만 춘다고 해서 즐기는 단계가 될 수 없다는 얘기다.

"즐기는 단계가 되려면 그 일을 통해 성취감을 얻어야 해요. 다시 말해 다른 데서는 없을 수 없는 무엇인가를 건져야 한다는 거죠. 제가 골프를 포기한 것은 어쩌면 성취감을 얻을 수 없다고 미리 결론을 내렸기 때문일 거예요. 만약 나중에라도 그럴 가능성이 있다면 골프를 계속 할 수도 있겠죠.”

이처럼 성취감은 감성 다이어트의 핵심이자 목표이기도 하다. 그러나 말이 쉽지 일이나 취미를 통해 성취감을 느끼기란 그리 쉽지 않다. 그 역시 한때 살사댄스를 포기하려고 하지 않았던가? 그때 위기를 극복할 수 있었던 것도 ‘해냈다’ 는 성취감이었다.

그는 공연을 끝내고 난 뒤 6개월간 살사댄스를 접었다. 미뤄 놓은 일들이 너무 많아 뒤치다꺼리에 정신이 없었기 때문이다. 그 과정에서 2005년 11월에는 자신의 감성 다이어트를 업그레이드한 ‘신新 인류 밥상 다이어트’ 를 내놓기도 했다. 그러나 앞으로도 계속 춤은 멈추지 않을 생각이다.

“살사를 더 배워 전문 강사 실력까지 끌어올릴까, 아니면 새로운 춤에 도전해 볼까 고민 중이에요. 제 감성이 시키는 대로 따라할 겁니다. 그래야 살도 안 찌고 노화도 훨씬 더디게 진행될 테니까요.”

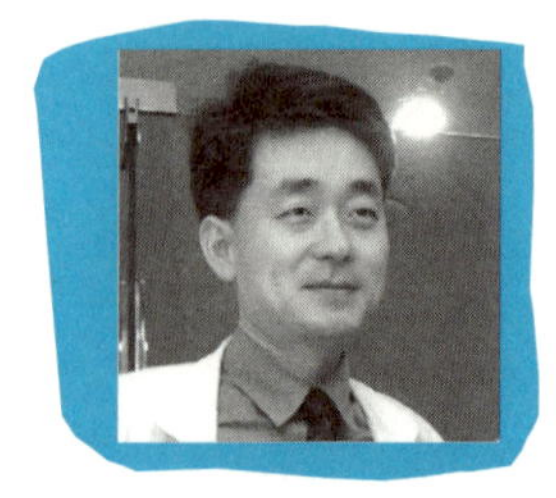

박용우 교수가 보는 잘못된 다이어트

여러 가지 다이어트 방법들이 시중에 많이 나와 있다. 그러나 그 어떤 것이라도 활동량을 늘리고 식사량을 조절하는 것은 기본으로 적용되는 원칙이다.

탄수화물의 섭취를 줄여 포도당을 에너지원으로 이용하는 세포들이 지방을 에너지원으로 대신 쓰도록 하는 '저 탄수화물 다이어트'는 한때 서구에서 폭발적인 인기를 얻었다. 이에 대해 비판론자들은 "지방 섭취량이 늘어나면 심혈관계질환을 유발할 수 있다"는 우려를 나타냈다. 그러나 옹호론자들은 이에 대해서 "지방 증가에 따른 부작용보다 비만을 방치했을 때 생기는 부작용이 더 크다"고 반박했다.

육류를 주식으로 하는 서양인과 달리 밥(탄수화물)을 주식으로 하는 한국인에게 이 다이어트를 적용할 수 있을까? 박용우 교수는 "잘만 활용하면 충분히 가능하다"고 보고 있다.

"저 탄수화물 다이어트의 가장 큰 장점은 초기 체중감량 효과가 크다는 것입니다. 비만 정도가 심한 환자가 단기간에 어느 정도까지 빨리 체중을 줄여야 할 때 이 방법을 활용할 수 있겠죠."

고도 비만환자가 아닌, 일반인도 이 다이어트를 활용할 수 있을까? 박 교수는 "당 지수가 높은 탄수화물을 줄이고 두부나 콩류, 생선 등의 형태로 섭취하면 가능하다"고 말다. 가령 정제된 밀가루로 만든 빵은 통밀 빵으로 대체하고, 흰 쌀밥은 현미밥이나 잡곡밥으로 바꾸면 된다는 것이다. 이렇게 하면 탄수화물 섭취량이 50% 정도 줄어들고, 당 지수도 그리 높지 않다. 박 교수는 또 '한국식 저 탄수화물 다이어트'를 하더라도 단백질과 지방 섭취를 충분히 해줄 것을 권한다. 다만 지방은 동물성보다는 올리브유나 들기름, 생선기름, 견과류 등과 같은 불포화지방산이 많은 음식을 권한다.

하지만 지나치게 탄수화물 섭취량을 줄이면 부작용이 나타난다. 포도당만을 에너지원으로 사용하는 뇌세포, 적혈구 등 일부 세포가 부족한 포도당 대신 지방을 어쩔 수 없이 에너지원으로 이용하면서 '케톤'이란 물질을 생성하는 것이다. 탄수화물을 적게 먹는 사람 중에서 입에서 아세톤 냄새가 나는 경우가 있는데, 바로 이 케톤 때문이다. 이와 함께 속이 메슥거리고 식욕도 떨어진다. 저 탄수화물 다이어트가 초반에 체중이 많이 줄어드는 것도 케톤이 수분과 함께 몸 밖으로 배설되면서 이뇨작용이 나타나기 때문이다.

이 밖에도 하루가 멀다 하고 새로운 다이어트가 쏟아지는데, 박 교수는 70% 이상이 과장돼 있다는 입장이다. 박 교수는 "새로운 다이어트를 통해 최종 과정까지 얼마나 갔는지, 장기적인 프로그램이 있는지, 부작용에 대한 대책은 있는지, 과학적 근거는 있는지를 반드시 따져야 한다"고 말했다.

한 가지 음식만 먹고 살을 빼는 '원 푸드 다이어트'는 영양 불균형을 초래해 건강에 문제가 생길 수 있다. 몸에 비닐을 감고 살을 뺀다는 래핑이나 사우나다이어트 역시 과학적 근거를 찾기는 어렵다.

위의 일부를 도려내거나 일부를 묶는 수술은 쉽게 20kg 이상의 체중을 줄일 수 있다는 장점이 있지만 과정이 복잡하고 아무나 해서는 안 되는 시술이다. 일반적으로 체질량지수^{BMI}가 40 이상인 고도비만 환자에게나 적용할 수 있는 시술이기 때문에 무턱대고 덤벼들었다가는 자칫 생명을 잃을 수도 있다. 지방흡입술의 경우도 부분적으로 피하지방을 줄여 체형교정에는 도움이 되지만 비만으로 생긴 당뇨병 등 합병증까지 고칠 수는 없다. 무리한 시행은 생명을 위협할 수도 있다.

약물을 피부에 주사해 피하지방을 빼는 메조세라피는 부작용이 적은 편이지만 사람에 따라 전혀 효과가 나타나지 않을 수도 있다.

또 체중감량보다는 체형관리에 초점이 맞춰져 있다. 약을 먹어 살을 빼려는 사람도 있지만 지금까지 효과가 인정된 것은 제니칼과 리덕틸뿐이며, 이 역시 전문의약품으로 의사의 처방이 있어야 한다. 이뇨제나 설사약은 수분을 배출해 일시적으로 체중을 줄이지만 바로 늘어날 수 있고 심각한 합병증을 유발할 수도 있으므로 함부로 먹어서는 안 된다.

박 교수는 또 급격하게 식사량을 줄이는 다이어트는 절대 반대한다. 더 심한 비만으로 이어질 수 있기 때문이다. 박 교수는 비만치료에서 가장 중요한 것을 체지방 관리로 본다. 체지방이란 체중에서 지방이 차지하는 비중을 뜻하는데, 20~30대는 18~23%, 30대 이상은 25% 안팎이면 정상치로 본다.

"언젠가 56kg의 여성이 진료실에 찾아왔어요. 그 환자는 한 달 만에 4.5kg을 뺐지요. 다이어트에 성공한 것일까요? 결과를 보면, 그러나 고개를 저을 수밖에 없었습니다."

이 여성은 다이어트에 돌입하기 전에 체지방률은 21.9%, 근육 무게는 41.3kg이었다. 그러나 다이어트 후에는 체지방률 25.6%, 근육 무게 36kg으로 바뀌었다. 거의 먹지 않았기 때문에 근육은 감소하고 지방 비율이 커진 것이다.

음식 섭취량을 갑자기 줄이면 이런 현상이 나타나는 이유가 있다. 에너지원인 포도당이 줄면서 우리 몸은 근육의 단백질을 꺼내 '대체 에너지'로 사용하는 동시에, 장기간 고립 등 비상상황에 대비하려고 지방을 비축하려는 경향을 보인다. 결국 급격하게 다이어트를 하면 지방은 쌓이고 근육만 약해진다는 것이 박 교수의 설명이다. 실제 진료실을 찾는 환자 중 이런 경우는 드물지 않다.

게다가 이런 환자일수록 원래 체중으로 돌아가는 '요요현상'도 더 심해진다. 무리하게 살을 뺀 다음에 식사를 하면 '항상성'을 유지하려는 몸의 속성 때문에 살이 더 찐다. 보통 쓰다 남은 영양소는 피부나 뱃속에 체지방으로 저장되는데, 갑자기 식사량이 늘면 이를 남는 영양소로 인식하기 때문이다. 허벅지 안쪽, 허벅지 바깥쪽, 엉덩이, 아랫배와 허리, 윗배, 상체 순으로 요요현상이 나타나며 다시 살이 빠질 때는 그 역순이다.

신新인류 밥상 다이어트 10계명

1. 내 건강을 위해 가공식품 섭취는 피한다.

설탕 트랜스지방산 같은 것은 체중감량뿐 아니라 건강을 위해서라도 줄여야 한다. 트랜스지방산은 식물성 식용유에 수소를 첨가해 고형화한 것으로 과자, 라면 등 인스턴트식품에 많이 들어 있다.

2. 끼니를 거르지 않는다.

하루에 필요한 총 에너지와 단백질 요구량, 비타민과 무기질 등 40여 가지의 영양소를 한두 끼로 해결하는 것은 불가능하다. 또 끼니를 거르면 기초대사량이 줄어들어 더 살이 찌기 쉬워진다.

3. 채소 해조류 버섯을 많이 섭취해 칼로리 밀도를 낮춘다.

이런 식품은 단위 무게당 칼로리가 적다. 따라서 배불리 먹어도 포만감은 주지만 칼로리를 높이지 않아 체중감량에 유리하다. 비타민과 무기질이 풍부해 끼니마다 섭취하는 게 좋다.

4. **끼니마다 저 포화지방 고 단백 식품을 충분히 먹는다.**

'신인류'는 체격이 커졌으며, 커진 만큼 에너지원인 단백질 섭취를 늘려야 한다. 그러나 고 단백 식품이라도 포화지방산이 많이 들어 있는 육류보다는 불포화지방산이 많은 생선, 해산물, 콩류, 두부 같은 식물성을 많이 먹는 게 좋다. 일반적으로 하루에 남자는 75g, 여자는 60g 이상 먹는 게 좋다.

5. **당질은 총 섭취량의 50% 수준으로 줄이고, 당지수가 낮은 음식을 먹는다.**

1차 에너지원으로 사용되는 당질 섭취의 총량을 줄이고, 섭취하더라도 가급적 당지수가 낮은 음식을 먹는다. 당지수가 낮은 음식은 인슐린 저항성을 일으키지 않아 혈당을 급격하게 올리지 않기 때문이다. 밥을 먹을 때도 흰 쌀밥보다는 현미나 잡곡밥을 택한다.

6. **저녁식사는 당질 섭취를 최소화하고 단백질을 늘린다.**

인슐린 분비를 지나치게 자극하면 인슐린 저항성을 일으키고, 이는 복부 비만으로 이어진다. 따라서 인슐린 분비능력이 떨어지는 저녁 시간에는 당질을 줄이고 단백질을 늘리는 게 좋다.

7. **오메가-3지방산이 풍부한 생선을 많이 먹는다.**

생선에는 단백질이 많고 몸에 좋은 지방인 불포화지방산, 특히 오메가-3지방산이 풍부하다. 이 성분은 심혈관계질환을 예방하는 효과가 있으며, 지방 분해와 관련된 효소의 작용을 자극해 체지방을 줄인다. 연어, 고등어, 정어리, 꽁치, 참치가 대표적인 생선이다.

8. 과일 견과류(호두 잣) 올리브유를 매일 섭취한다.

이런 식품에는 비타민과 무기질, 식이섬유가 풍부하다. 다만 칼로리가 높기 때문에 많이 섭취하면 체중 증가로 이어지므로 적정량을 먹어야 한다.

9. 물을 하루 2L 이상 마신다.

물은 다이어트뿐 아니라 건강 유지에도 필수적이다. 체내 불순물을 제거하는 해독작용을 한다.

10. 술은 세 잔 이내로 제한한다.

적당한 술은 건강에 유익할 수 있지만 과음은 적이다. 특히 체중감량 기간에는 술을 마시지 말아야 한다. 건강에 해롭지 않은 음주량은 남성 3잔, 여성 1.5잔 이내다.

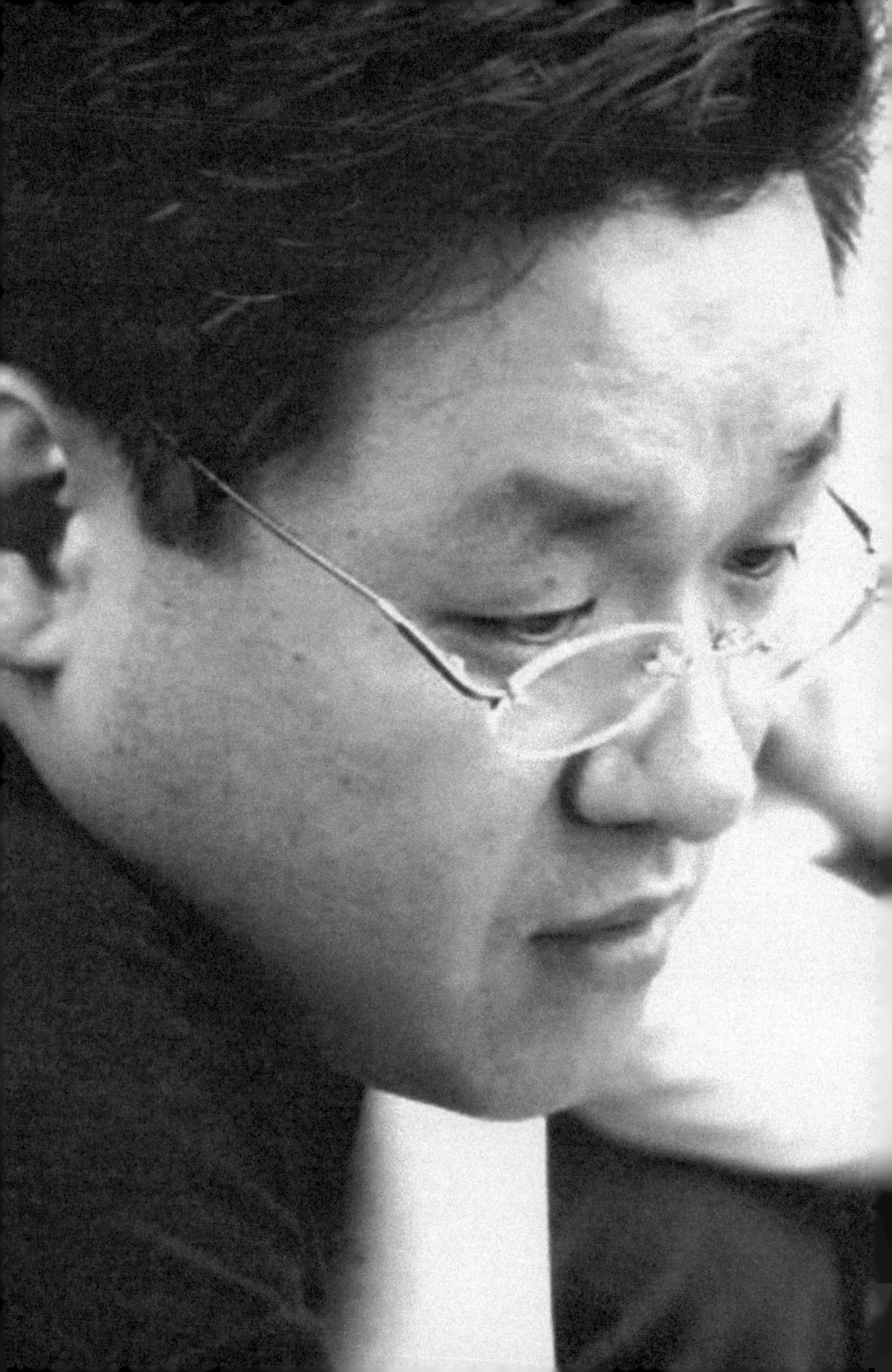

실패한
다이어트의 추억

정용기 영화감독

'가문의 위기-가문의 영광 2' 가 550만 명이 넘는 관객을 극장으로 끌어들이면서 코미디영화 사상 최다 관객동원의 기록을 세웠다. 영화감독 정용기 씨는 자신의 두 번째 감독 작품인 이 영화로 일약 스타 감독의 대열에 올랐다.

2005년 10월, 이 영화의 시사회가 끝난 뒤 무대에 서서 감사의 인사말을 하고 있을 때, 당시 그에게는 남모르는 아픔이 있었다. 그때 그의 체중은 태어나서 처음으로 100kg에 거의 근접한 96kg,

그에게는 다른 사람에게 쉽게 털어놓지 못했던 살과 다이어트에 얽힌 은밀한 이야기들이 있다.

1997년 대학을 졸업한 이후 스타 감독이 될 때까지 그는 두 번의 다이어트를 시도했다. 아주 짧은 시간 동안 했던 다이어트까지 합친다면 도대체 몇 번인지 일일이 기억해 내기도 힘들다. 다만 확실하게 그가 기억하고 있는 점은, 그 어떤 다이어트도 결국 성공하지 못했다는 것이다. 그러다 보니 몸무게는 73kg에서 95kg 사이를 오르내렸고, 그에 따라 바지도 허리둘레가 32인치인 것부터 38인치까지 항상 다양하게 구비해 놔야 했다.

고무줄처럼 줄었다 늘었다를 반복하는 체중

그가 군대에 있었던 1990년대 중반, 이때는 몸무게가 80kg 정도였다. 그러나 대학을 졸업하고 영화를 꿈꾸며 충무로에 뛰어들었을 때 그의 몸무게는 92kg을 가리키고 있었다. 처음으로 90kg을 넘어서자 위기감을 느꼈지만 그래도 100kg까지는 8kg이나 남았다는 생각에 심각하게 고민을 하지는 않았다. 하지만 오래 서 있으면 가끔 허리가 아파왔고, 그래서 첫 번째 다이어트를 시작됐다.

"헬스클럽 러닝머신(트레드 밀)에서 열심히 달렸어요. 2개월 만에 82kg까지 뺐으니까, 무려 10kg을 단숨에 줄여버린 거죠. 이건 비밀인데, 그때 중국산 식욕억제제를 함께 먹었어요. 불법으로 유통되던 것이었는데, 신통하게도 그 약을 먹으면 밥이 안 먹히는 겁니다. 한 번은 식당에서 돈가스를 시킨 적이 있는데, 음식을 앞에 두고도 먹지 못하겠더라고요. 왜 이런 좋은 약을 의사들은 처방을 안 해줄까, 그런 생각까지 했어요.”

정도正道를 벗어난 다이어트가 위험하다는 사실을 그때는 미처 몰랐다. 82kg까지 살을 뺐다가 약을 끊고 운동을 하지 않았더니 금세 도로 살이 쪄 버렸다. 그는 그러나 믿는 구석이 있었기 때문에 별로 걱정하지 않았다. 또 식욕억제제를 먹으면 된다고 생각했다. 그런데 이번에는 달랐다. 중국산 식욕억제제를 다시 먹자 심한 구토 증세가 나타난 것이다. 그때 마침 TV에서 그 약에 대한 뉴스가 흘러 나왔다. 앵커는 “마약 성분이 들어 있는 중국산 식욕억제제가 다량으로 국내에서 유통되고 있습니다”라고 했다. 그는 당장 약을 모두 내다버렸다.

당시 그는 영화 대본을 쓰는 시나리오 작가의 일만 했다. 시나리오 작가들은 대부분 여관이나 콘도를 잡아 같이 합숙하면서 공동 작품을 만들어낸다. 한번 합숙에 들어가면 한 달이 될지, 두 달이 될지 모르는 시간을, 갇혀 지내는 것과 다름없는 생활을 하기 때문에 이때 왕창 살이 찐다.

"방 안에만 있다 보니 우선 움직일 이유도, 공간도 없어요. 게다가 작품에 대해 여러 사람이 모여 토론을 하다 보면 아무래도 술을 빼놓을 수가 없죠. 맥주 한 캔이 두 캔이 되고, 안주 한 점이 두 점이 되면서 점점 많이 먹게 되죠. 새벽까지 작업을 계속하면 배가 출출해져 또 무언가를 집어넣어야죠. 이렇게 하는데 살이 안 찐다는 게 오히려 이상하지 않겠어요? 쉬면서 다 빼놓은 몸이 아깝다 싶으면서도 어쩔 수 없이 방치할 뿐이죠."

늘고 줄기를 거듭하던 그의 체중은 2002년쯤 86kg 정도에서 어느 정도 '안정'을 찾았다. 종전처럼 90kg을 넘어선 것이 아니라 이 기회에 70kg대를 유지하기 위해 다이어트 전문가를 찾아다녔다. 전문가는 가까운 곳에 있었다. 지인으로부터 체계적인 '곡물 다이어트'를 배우기 시작했는데, 이것이 그에게는 두 번째의 다이어트였다.

"그분은 제게 탄수화물부터 줄일 것을 권했어요. 그래서 모든 식사에서 쌀을 빼 버렸죠. 아침식사는 12종류의 곡물을 넣은 잡곡밥에 생선과 시금치를 반찬으로 먹었어요. 점심식사는 주로 밖에서 사 먹었지만 그때도 탄수화물을 줄이려고 식당에서 내온 쌀밥은 먹지 않았어요. 대신 잡곡밥 도시락을 싸 가지고 다녔죠. 저녁에는 단백질을 보충하기 위해 닭고기나 삼치, 달걀을 위주로 먹었고 비타민 보충을 위해 양파를 곁들였어요. 당도가 높은 과일은 항상 식사가 끝난 2시간 이후에야 먹었어요.”

식이요법만으로 살을 뺀다면 근육이 약해지거나 근육량이 줄어들 수 있다는 사실도 그때 알았다. 그래서 다시 헬스클럽을 찾아 일주일에 3회 정도는 러닝머신을 이용해 꼬박꼬박 걸었다. 걷기 전후에는 항상 5분 정도 느릿느릿한 동작으로 맨손체조를 했다. 곡물 다이어트와 걷기 운동을 병행하면서 그는 3개월 만에 11kg을 뺐다. 꿈에도 그리던 70kg대로 진입한 것이다.

“지금 생각해도 그때만큼 체계적이고 과학적으로 다이어트를 한 적은 없는 것 같아요. 원하는 만큼 실컷 먹으면서도 스트레스 받지 않고 살을 뺐으니까요.”

그 이후로 그는 ‘인형사(각본과 감독)’ ‘잠복근무(각본)’ 작품에 잇따라 참여하면서 몸무게는 다시 늘어갔다. 그래도 2003년 결혼할 때는 82kg 정도였는데, ‘가문의 위기’ 작품에 들어가면서 그의 체중은 눈덩이처럼 불어나기 시작했다.

영화감독들은 대체로 영화배우의 체중조절 패턴을 닮는다. 많은 영화배우들이 작품 활동을 하지 않는 기간에는 가만히 있다가 크랭크인을 앞두고 몸 만들기에 들어가는데, 그 역시 딱 이런 경우다. 다만 그들과 다른 점이 있다면 정반대로 진행된다는 것인데,

영화에 들어가면 살이 찌고 영화가 끝나면 살이 빠진다. 게다가 그는 누가 부탁을 하면 거절하지 못하는 성격이라, 스태프가 가지고 온 음식은 다 받아먹었다. 오죽하면 배우들에게도 잘 거절을 못하는 감독으로 비쳐 "자기고집이 없는 감독이다"란 소리까지 들었을까?

'가문의 위기' 시사회 무대에서 인사말을 하고 내려오면서 받은 충격은 컸다. 아마 며칠 전 체중계에 올라섰을 때 찍힌 96kg이란 숫자의 충격이 아직 가시지 않았던 모양이다. 지난날을 떠올려보니 그동안 비만 때문에 손해 본 게 한둘이 아니란 사실을 비로소 깨달았다. 줄곧 허리가 아팠고 조금만 걸으면 무릎에 통증이 생겼다. 계단을 오를 때마다 유독 자신만이 헉헉거렸다는 사실도 떠올랐다. 여름에는 몸에 붙는 티셔츠를 입고 싶어도 드러나는 몸매 때문에 손도 대지 못했다.

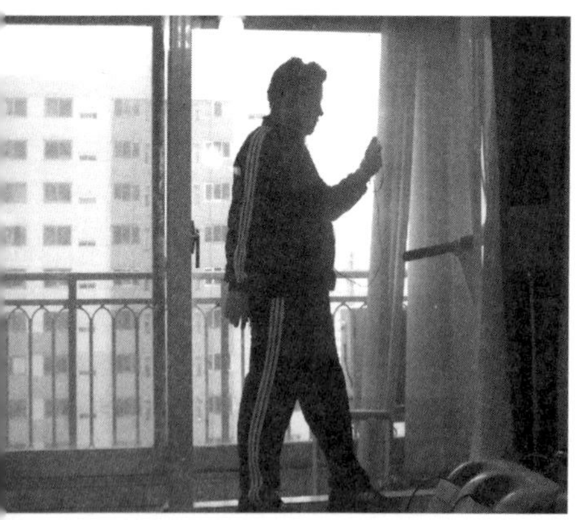

"무엇보다 위기감을 느낀 가장 큰 이유는 바로 제 아이였어요. 이제 갓 돌이 지난 아이를 볼 때마다 '내가 건강해야지'라는 생각을 하게 된 거죠. 아이를 생각하면 이젠 '조금만 살을 빼야지' 정도로는 부족할 것 같아요. 이제 다이어트에 종지부를 찍을 참입니다. 1차로 80kg까지 먼저 빼고, 2차로 70kg까지 내처 뺄 계획입니다."

다이어트는 순간순간 선택의 기로에 서게 한다

그는 초등학교 3학년 때까지만 해도 마른 편에 속했다. 어느 날 친구들과 놀다가 팔이 부러져 한약을 먹었는데, 그 이후로는 갑자기 체질이 바뀐 것이다. 살이 팍팍 붙기 시작하더니 급기야 고등학교 때 이미 70kg을 넘어버렸다. 그는 아직까지 자신이 왜 살이 잘 찌는 체질로 변했는지 도통 알 수 없다. 그러나 두 번의 다이어트에 실패하면서 어떻게 하면 살을 잘 뺄 수 있는지에 대해서는 알게 되었다. 그에게 가장 큰 문제는 요요현상이 생기지 않도록 하는 것이다. 이를 해결하기 위해 그는 요즘 자신의 작업 환경에 대해 철저하게 분석하고 있다.

"감독이란 직업이 일단 작품에 들어가면 밤샘촬영이 많기 때문에 많은 에너지가 소비됩니다. 당연히 살이 빠져야 정상 아니겠어요? 그런데 왜 작업이 끝나고 나면 몇 킬로그램이나 살이 쪄 있는 걸까요? 그게 불규칙한 식사와 간식 때문이란 걸 깨달았어요. 스트레스를 핑계로 먹었던 술도 이제는 줄이기로 했어요. 살이 찔 수밖에 없는 환경은 또 있더군요. 과거와 달리 요즘에는 촬영장에 식당

차가 직접 옵니다. 시간도 줄이고 배우와 스태프가 이동하는 불편을 덜기 위해서인데요, 이런 배려가 오히려 최소한의 움직임마저 줄여버리는 거 같아요. 그리고 가만히 앉아 있지만 말고 중간 중간 제자리 뛰기라도 해서 활동량을 늘릴 생각입니다.”

앞으로 촬영장에서부터 체중관리를 하겠다는 그의 다짐은 이미 생활에서는 현실로 나타나고 있다. 세 번째 다이어트를 시작한 지 6주 만에 5kg을 줄였다. 운동을 할 때 최대의 적은 지루함이다. 그는 지루함을 잊기 위해 집에 갖다 놓은 러닝머신 앞에 ‘휴대용 멀티플레이어PMP’ 를 걸어놓고 영화를 보면서 운동을 한다. 또 매일매일 체중계 위에 올라 감량 정도를 확인한다.

영화와 다이어트는 닮은 점이 많다. ‘가문의 위기’ 의 성공으로 또 코미디 영화를 만들 것이라고 사람들은 생각하겠지만, 그는 스릴러물을 기획하고 있다. 관객도 영화를 다양하게 즐기는 게 좋듯 감독 또한 고정된 시각보다는 여러 시각으로 영화를 만드는 게 좋지 않겠느냐는 것이다. 건강 또한 이와 비슷해서 한 가지 운동이나 한 가지 음식만 ‘편식’ 한다면 몸에 큰 도움이 되지 않는다. 중국산 식욕 억제제로 살을 빼려 했다가 구토했던 게 딱 그 짝이라는 것이다.

“영화와 다이어트가 닮은 또 하나의 특징은 지나치게 고민을 해서는 안 된다는 겁니다. ‘가문의 위기’ 를 접한 많은 평론가들이 웃음의 품질이 낮다고 많이 비판했죠. 그러나 저는 코미디에서 삶의 교훈이나 감동을 찾는 것은 전쟁영화에서 폭력적인 장면이 나와서는 안 된다는 것과 비슷하다고 봅니다. 웃음에서 품질을 찾다니요? 웃기나, 안 웃기나가 더 중요한 것 아닙니까? 지나치게 몰입해서 '왜 웃길까'를 고민할 필요가 없다는 얘기입니다. 다이어트를 할 때도 마찬가지입니다. 음식이 있을 때 '먹었나, 안 먹었나?'가 중요합니다. 가령 김밥이 앞에 있다고 했을 때 살이 찔 것을 염려하는 사람들은 배가 고프면서도 '이걸 먹어야 하나, 말아야 하나?'라며 고민에 빠집니다. 그 순간은 다행히 꾹 참고 넘어갔지만 나중에 누군가 라면을 먹는 걸 보고는 못 참고 달려들어 같이 먹게 되죠. 그러면서 '그때 김밥을 먹는 게 훨씬 나았을 걸'이라며 후회합니다. 그런 과정이 반복되면 다이어트는 실패하죠. 고민하기보다는 차라리 '먹고 얼마나 더 운동하면 될까?'를 계산하는 게 훨씬 낫지 않을까요?"

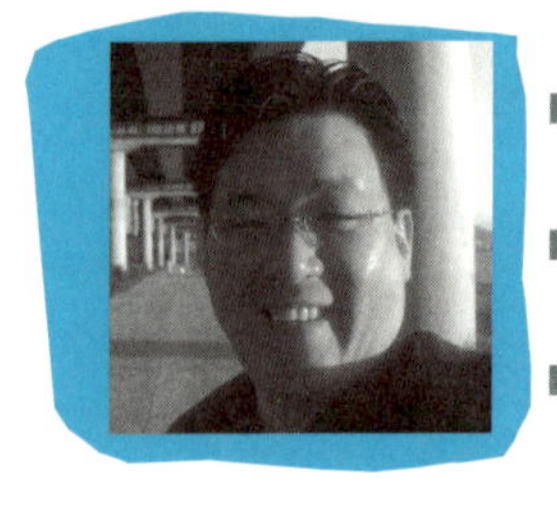

전문가가 보는 정용기의 건강법

인제대 의대 서울백병원 가정의학과
강재헌 교수

"영화감독 정용기 씨의 곡물 다이어트는 살찌는 체질을 개선하는 데 큰 도움이 됩니다."

인제대 서울백병원 가정의학과 강재헌 교수는 정용기 씨가 곡물 다이어트를 통해 체중감량을 시도한 것은 아주 좋은 선택이었다고 말했다.

잡곡밥이나 현미밥과 같은 이른바 '검은 음식' 들은 똑같이 배부르게 먹어도 흰 쌀밥보다 섭취량이 적어진다. 그 이유는 우선, 흰 쌀밥이나 떡, 밀가루 음식에 비해 소화속도가 느려 포만감이 오래 지속되기 때문이다. 공복감이 훨씬 덜하기 때문에 배고픔을 참을 이유가 없고, 따라서 자연스럽게 섭취량이 줄어든다는 얘기다. 이런 음식일수록 열량이 대체로 낮은 것도 다이어트에 좋은 이유다.

검은 음식이 좋은 이유는 또 있다. 뚱뚱한 사람은 대부분 인스턴트식품과 같은, 혈당의 상승속도가 빠른 음식을 자주 먹는 버릇이 있는데, 그 경우 인슐린 분비량이 많아진다. 그렇게 되면 지방이 축적되기 쉬운 체질로 바뀐다. 그러나 검은 음식을 자주 먹으면 인슐린 분비가 급격하게 늘어나는 법이 없으며, 따라서 체지방이 덜 쌓이게 된다. 자연스럽게 '살이 덜 찌는 체질'로 바뀌는 것이다. 강 교수는 이런 이유로 인해 곡물 다이어트를 '저 인슐린 다이어트'로 규정했다.

"인슐린 분비량을 급격하게 늘리지 않는 이런 다이어트는 기존의 다이어트와 달리 식사량을 제한하지 않아도 되는 장점이 있어요. 다이어트를 끝내고 난 뒤 폭식을 하지만 않는다면 음식 섭취량을 원래대로 되돌려도 요요현상이 덜 나타나는 것도 좋은 점이죠. 뇌의 시상하부에 있는 '포만중추'와 '공복중추'의 균형을 적절히 조절하기 때문에 감량된 체중을 유지할 수 있는 거죠."

그러나 강 교수는 정용기 씨가 체중감량에 성공했다가 살이 도로 찌고, 재도전한 뒤 또 다시 살이 찌는 현상을 반복하는 것에 대해서는 걱정을 표시했다.

"정용기 씨의 경우 적절한 식이요법과 운동으로 체중감량에 성공한 경우입니다. 그런데 직업적인 환경 때문에 공을 들여 만들어 놓은 식생활 리듬이 깨진 것으로 보이네요. 이렇게 감량-비만-감량-비만이 반복되면, 매우 위험합니다. 오히려 살이 찐 채로 있는 것보다 건강에 더 해로울 수 있어요."

강 교수는 이처럼 다이어트도 좋지만 그보다는 어느 정도 살을
뺀 뒤 유지하는 것이 더 중요하다고 말했다. 그렇지 않으면 십중팔
구 원래 체중이나 그 이상으로 돌아가는 요요현상이 나타난다는
것이다.

요요현상은 대체로 운동으로 살을 뺐을 때보다 음식 섭취량을 줄
이는 다이어트를 택했을 때 더 많이 나타난다. 가장 요요현상이 흔
한 다이어트 방법으로는 최근 인기를 끌고 있는 '초 저 열량 다이
어트'다. 이 다이어트는 여러 영양분이 들어 있기는 하지만 열량
함유량이 매우 낮은 다이어트 식품을 먹으면서 살을 빼는 방법이
다. 이런 방법으로 살을 빼면 단기 효과가 뛰어나다. 하루 세 끼를
다 먹어도 살은 쭉쭉 빠진다.

"만약 다른 음식은 배제하고 이런 다이어트 식품만 먹는다면 세
끼를 모두 먹어도 하루 총 섭취열량은 600kcal 정도에 불과하죠.
대부분 성인의 기초대사량이 1,200~1,500kcal 정도인데, 그 절반에
도 미치지 못하는 수준이죠. 살이 안 빠지는 게 오히려 이상하지
않겠어요?"

원래 이런 다이어트 식품은 식사조절을 잘 하지 못해 살이 많이
찐 사람에게 한 끼 정도 식사 대용으로 먹도록 만들어진 것이다.
영양상의 불균형을 줄이고 체중을 빼는, 일종의 식이요법의 보조

적인 치료법이란 얘기다. 그래서 보통 사람들이 다이어트 목적으로 사용할 때 "정말 효과가 크다"라고 생각하는 것이다.

보통 이런 방식으로 다이어트를 하면 1주일 만에 체중이 2~4kg씩 빠진다. 의학적으로 볼 때 큰 무리가 없는 감량 기준인 0.5~1kg을 훨씬 초과하는 것이다. 따라서 복부 팽만, 구토, 복통, 설사 등 부작용이 발생하기 쉽고 심할 경우 생명에도 위협이 될 수 있다.

평생 다이어트 식품만 먹고 살 수는 없는 일 아닌가? 초 저 열량 다이어트를 했던 사람들은 어느 정도 살이 빠졌다고 생각하면 정상적인 식사를 하게 되는데, 이런 경우 거의 100% 체중이 다시 불어나게 돼 있다.

한 가지 과일이나 음식만 먹고 체중을 빼며 체질을 개선한다는 '원 푸드 다이어트' 역시 요요현상이 쉽게 나타난다. 이 점은 아예 먹지 않는 '단식 다이어트'도 마찬가지다.

이렇게 음식 섭취량을 급격하게 줄이는 다이어트는 사실 지방이 빠지는 것이 아니라 근육이 빠지는 것이다. 지방은 오히려 다이어트를 시작하기 전보다 더 축적되는 경우가 많다.

"이런 다이어트를 하면 외부로부터 영양공급이 중단되거나 최소화되죠. 그러면 우리 몸은 이를 '위기상황'으로 받아들입니다. 언제 어떻게 될지 모르니 바싹 긴장하는 거죠. 이럴 때는 오래 생존

하기 위해 몸이 고육책을 씁니다. 나중에 꺼내 쓸 수 있는 에너지원인 지방을 더욱 몸 안에 저장하려는 경향을 보이는 거죠.”

강 교수는 이와 함께 근육이 약해지는 점을 이런 다이어트의 부작용으로 뽑았다. 일반적으로 몸 안의 지방을 유지하는 것보다 근육을 유지하는 데 더 많은 에너지가 필요하다. 그러나 안 먹고 안 움직이는 상황이라면 근육이 줄게 돼 있고, 따라서 평소보다 훨씬 적은 에너지가 사용된다. 에너지가 적게 쓰이면 기초대사율도 떨어지고 지방도 분해되지 않는다.

이런 방식의 다이어트가 초기에 효과가 좋다가 결국 몸을 망치는 이유가 바로 여기에 있다. 나중에는 몸에 기운이 없어지면서 약해지는 데, 살은 전혀 빠지지 않는 현상이 나타난다. 이럴 때 힘이 없다고 식사량을 늘리면? 당연히 요요현상이 나타나며, 이때는 다이어트 시작하기 전보다 체중이 더 증가할 위험이 커진다.

요요현상 막는 비법 7선

1. 음식의 양보다는 종류를 개선하라.

살찐 사람들은 대체로 피자, 햄버거, 치킨 등 고열량 음식을 좋아한다. 이런 음식은 부피에 비해 열량이 높기 때문에 양을 조금만 줄여도 배고픔이 나타난다. 따라서 다이어트 초기에는 잘 참다가도 배고픔을 견디지 못해 결국 이전 체중으로 돌아간다. 단백질과 비타민, 무기질 등의 영양소가 많은 생선이나 곡물, 야채 등을 먹어라.

2. 군것질을 자제하라.

다이어트를 하면서 밥을 줄이고 대신 군것질을 하는 사람들이 의외로 많다. 그러나 이 역시 배고픔을 참지 못해 이것저것 먹다 보면 평소 식사보다 더 많은 열량을 섭취하는 경우가 많다. 또 군것질할 거리는 대부분 열량은 높지만 단백질, 칼슘, 철분 등의 영양소가 부족해 근육을 분해하는 경우가 많다. 이에 따라 기초대사율이 저하돼 요요현상을 부추긴다.

3. 음식을 몰아서 먹지 마라.

음식을 보면 자제하지 못한다고 아예 한두 끼를 거르는 경우가 있다. 그러나 그러면 항상 배가 고픈 상태이기 때문에 많이, 급하게 먹을 가능성이 크다. 요요현상이 당연히 나타난다.

4. 영양 균형을 맞춘 저 열량 식사요법을 실시하라.

요요현상이 오는 큰 이유 중 하나가 몸을 유지하는 성분인 단백질, 칼슘, 철분, 비타민 등을 덜 섭취해서다. 이런 영양소가 없으면 몸의 근육을 분해해 에너지로 써버린다. 따라서 근육 분해를 막아야 하는데, 다이어트를 막 끝낸 뒤라면 기초대사율이 낮아져 있는 상태이기 때문에 섭취열량을 늘리면 체중이 금세 불어버린다. 영양 성분에 따라 서서히 식사량을 늘리는 게 좋다.

5. 사우나를 줄여라.

사우나를 하고 난 뒤 체중이 빠지는 것을 다이어트라고 착각하지 마라. 지방이 아니라 수분만 빠져나와 일시적으로 몸무게가 줄어든 것뿐이다. 사우나는 체중조절에 전혀 도움이 되지 않는데, 많은 사람들이 순간 살이 빠진 것을 체중감량이라고 여기고 마음을 놓는 것이다.

6. 근육을 늘리는 운동을 하라.

영양공급이 건축자재라면 근육강화 운동은 집을 짓는 건축기술자로 비유할 수 있다. 빨리 근육을 원 상태로 돌려놓기 위해 근육을 적절히 이용하는 운동을 하는 게 좋다. 수영, 에어로빅, 헬스, 골프 등이 권장된다. 가급적이면 주 4회 이상, 한 번에 1시간 정도가 좋다.

7. 신체활동량을 늘려라.

한 연구에 따르면 부산하게 움직이는 사람은 가만히 앉아 있는 사람보다 하루에 800kcal 정도를 더 소비한다고 한다. 운동을 하면 좋지만, 그렇지 않을 경우 여가시간을 활용해 많이 움직여 주도록 하자. 움직이지 않으면 에너지 소비량이 적어질 뿐 아니라 근육도 줄어들어 결국 기초대사율도 낮아진다. 요요현상이 나타나는 것은 시간문제다. 따라서 엘리베이터 대신 계단이용하기, 승용차 하루 안타기 등 생활 속에서 활동량을 늘릴 수 있는 방법을 찾아 실천하는 게 좋다.

최근 들어 비만은 현대를 살아가는 모
든 이들의 공통된 관심사가 되었다. 미
의 가치가 몸매에 많은 점수를 주기 때
문이기도 하지만, 비만으로 인해 발생
하는 많은 질병을 막기 위해서가 더 큰
목적을 차지하고 있다. 나의 비만도와
피부 상태는 어떤 지 알아보자.

어떤 사람은 많이 먹어도 살이 안 찌고 어떤 사람은 조금만 먹어도 살이 찐다. 체질에 따라 비만의 정도가 달라지기 때문이다. 그렇다면 자신이 뚱뚱해질 운명인지를 미리 확인해 보는 도움이 된다. 다음 진단에서 자신의 해당사항을 체크해 보자.

	예	아니오
1. 만 25세 이상이다.	☐	☐
2. 어렸을 때 뚱뚱하다는 말을 들은 적이 있다.	☐	☐
3. 어렸을 때 체중조절을 시도해 본 적이 있다.	☐	☐
4. 아버지 혹은 어머니가 뚱뚱한 편이다.	☐	☐
5. 가족 중에 배가 나온 체형이 있다.	☐	☐
6. 활동하는 시간보다 의자에 앉아 있거나 휴식을 취하는 시간이 더 많다.	☐	☐
7. 하루 평균 2시간 이상 TV를 시청한다.	☐	☐
8. 외식을 자주 하는 편이다.	☐	☐
9. 최근에 담배를 끊었다.	☐	☐
10. 항 우울제 또는 스테로이드 호르몬 제제를 복용하고 있다.	☐	☐

(다음부터는 여성만 해당)

	예	아니오
11. 초경이 11세 이전에 시작됐다.	☐	☐
12. 아이가 3명 이상이다.	☐	☐
14. 생리가 불규칙해졌거나 폐경이 됐다.	☐	☐

해당사항이 1개만 있어도 비만 가능성은 항상 있다. 그러나 실제적으로 비만에 주의해야 하는 시점은 3개 이상이다. 이때부터는 체중관리가 필요하다. 만약 5개 이상이라면

이미 비만으로 진행되고 있는 경우가 많기 때문에 비만전문가의 상담을 받는 게 좋다.

언제 다이어트를 시작하는 게 좋을까? 다이어트도 그냥 시도하는 것보다 적기에 시작하는 게 좋다. 다음 각 질문에서 자신이 체크한 답의 번호 수만큼 점수를 더하면 된다.

1. 예전에 다이어트를 시도했던 때와 비교하면 지금의 의지와 동기는?

　① 매우 낮다　② 약간 낮다　③ 비슷하다　④ 더 높다　⑤ 매우 높다

2. 목표에 도달할 때까지 다이어트를 지속할 가능성을 확신하는가?

　① 전혀 아니다　② 약간 그렇다　③ 중간 정도다　④ 확신하는 편이다　⑤ 매우 확신한다

3. 다이어트를 지속하는 데 스트레스, 가족 문제 등 외부환경의 방해를 견딜 수 있는가?

　① 못 견딜 것 같다　② 겨우 견딜 수 있다　③ 불확실하다　④ 견딜 수 있다　⑤ 쉽게 견딜 수 있다

4. 1주에 0.5~1㎏의 체중감량과 비교해 당신의 목표와 기대는 현실적인가?

　① 매우 비현실적이다　② 비현실적이다　③ 중간이다　④ 현실적이다　⑤ 매우 현실적이다

5. 체중감량 기간에 좋아하는 음식을 실컷 먹는 상상을 하는가?

　① 항상 한다　② 자주 한다　③ 가끔 한다　④ 드물게 한다　⑤ 전혀 안 한다

6. 체중감량 기간에 먹고 싶은 것을 못 먹어서 박탈감을 느끼거나 화가 나는가?

　① 항상 그렇다　② 자주 그렇다　③ 가끔 그렇다　④ 드물게 그렇다　⑤ 전혀 그렇지 않다

총점이 16점 이하라면 아직 동기와 의지가 부족하고 목표가 비현실적인 경우가 많다. 아직은 때가 무르익지 않았다. 조금만 더 기다리는 게 낫다. 당장 다이어트에 돌입하기보다 먼저 감량 이유와 목표를 정하는 것이 먼저다. 17~23점이면 도전해도 무방하지만 좀 더 준비가 필요할 수도 있다. 24점 이상이라면 목표와 태도 모두 좋다. 바로 도전하라.

진단1에서 5개 이상이었다고 해서, 진단2의 점수가 낮은데도 도전하면 실패할 확률이 크다. 따라서 스스로를 더 돌아보는 작업이 필요하다. 특히 진단2의 1~3번 질문에서 점수가 낮게 나온다면 조바심 때문에 다이어트에 돌입해서는 실패 확률이 더욱 커진다.

다이어트와 함께 정말 중요한 것은 피부 상태다. 피부는 자신의 피부 나이부터 아는 게 중요하다. 그래야 적절한 대책을 찾을 수 있고, 항상 건강한 피부를 유지할 수 있기 때문이다.

〈진단 3. 피부나이 측정하기〉

자신의 실제 나이에서 시작해 다음 문항별로 점수를 더하거나 빼면 피부나이가 나온다. 만약 결과가 자신의 나이보다 10점 이상 높다면 피부 건강에 적신호가 켜졌다는 뜻이 된다.

1. 매일 규칙적으로 식사한다.	예(-1)	아니오(0)
2. 육류보다 야채를 좋아한다.	예(-1)	아니오(+1)
3. 매일 세 잔 이상 커피를 마신다.	예(+1)	아니오(0)
4. 매주 3회 이상 술을 마신다.	예(+1)	아니오(0)
5. 항상 자외선 차단제를 바른다.	예(-1)	아니오(+2)
6. 피부타입에 맞는 세안제를 사용한다.	예(-1)	아니오(0)
7. 아침저녁 반드시 세안한다.	예(-1)	아니오(+1)
8. 매일 화장한다.	예(+1)	아니오(-1)
9. 노화방지용 화장품을 사용한다.	예-1	아니오(+1)
10. 일주일에 1시간 이상 피부 관리에 투자한다.	예(-1)	아니오(+1)
11. 매일 3~4시간 이상 햇빛에 노출된다.	예(+3)	아니오(-1)

12. 담배를 피운다.　　　　　　　　　　　　　　　　　　예(+2)　　아니오(-1)

13. 8시간 이상 잠잔다.　　　　　　　　　　　　　　　　　예(-1)　　아니오(+1)

14. 일주일에 3회 이상 운동한다.　　　　　　　　　　　　예(-1)　　아니오(+1)

15. 스트레스를 많이 받는다.　　　　　　　　　　　　　　예(+2)　　아니오(-1)

16. 변비가 있다.　　　　　　　　　　　　　　　　　　　예(+1)　　아니오(0)

17. 피부에 문제가 있으면 즉시 병원을 찾는다.　　　　　예(-1)　　아니오(+1)

〈진단 4. 피부성질 체크하기〉

피부는 개인마다 특성이 있기 때문에 자신의 피부성질을 알아야 맞춤형으로 피부관리를 할 수 있다. 다음 질문에 해당사항이 많은 쪽이 자신의 피부성질에 가깝다. 민감성 피부의 경우 지성 · 건성에 상관없이 나타날 수도 있다.

1. 지성피부

①털구멍(모공)이 넓다.　　　　　　　　　　　　　　　　　　　　　☐

②각질이 두껍다.　　　　　　　　　　　　　　　　　　　　　　　　☐

③화장이 잘 뜨고 먹지 않는다.　　　　　　　　　　　　　　　　　　☐

④화장이 잘 지워진다.　　　　　　　　　　　　　　　　　　　　　　☐

⑤얼굴이 전체적으로 번들거린다.　　　　　　　　　　　　　　　　　☐

⑥모공이 잘 드러나고 둘레가 거뭇거뭇하다.　　　　　　　　　　　　☐

⑦여드름이나 뾰루지가 잘 생기고 생리주기에 더욱 심해진다.　　　　☐

⑧얼굴이 잘 붉어진다.　　　　　　　　　　　　　　　　　　　　　　☐

⑨피지가 피부 전체적으로 분비되는 편이다.　　　　　　　　　　　　☐

2. 건성피부

①피부가 얇다. 　□

②모공이 촘촘해 거의 보이지 않는다. 　□

③화장이 잘 먹는다. 　□

④화장이 오래 간다. 　□

⑤여드름이나 뾰루지는 모르고 산다. 　□

⑥피부가 매끈매끈하다. 　□

⑦얼굴을 씻은 뒤 맨 얼굴 상태에서 피부 당김 현상이 30분 이상 지속된다. 　□

⑧잔주름이 많이 가는 편이다. 　□

⑨계절에 따라 피부 당김 현상이 심하거나 각질이 자주 또는 심하게 나타난다. 　□

3. 민감성피부

①기온변화나 감정변화에 따라 얼굴이 붉어진다. 　□

②모세혈관이 쉽게 드러나 보인다. 　□

③화장품이나 약품에 민감하게 반응한다. 　□

④색소침착이 잘 일어난다. 　□

진단결과 지성피부라면 순한 스킨로션을 사용하고, 여드름용 클렌저로 씻도록 한다. 얼굴을 닦을 때도 무리하게 수건으로 문지르면 안 된다. 또 강한 스크럽제도 사용하지 않는 게 좋다. 건성피부라면 미지근한 물에 순한 비누로 씻도록 한다. 이때 너무 오래 씻지 말고 3분 이내로 짧게 끝내도록 한다. 또 물기가 남은 상태에서 보습제를 바른다. 민감성피부는 원인이 복잡하기 때문에 먼저 진단부터 받는 게 좋으며 자극이 적은 화장품과 비누, 자외선 차단제를 쓰도록 한다.

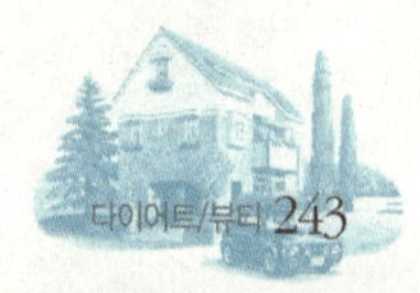

05

중년건강

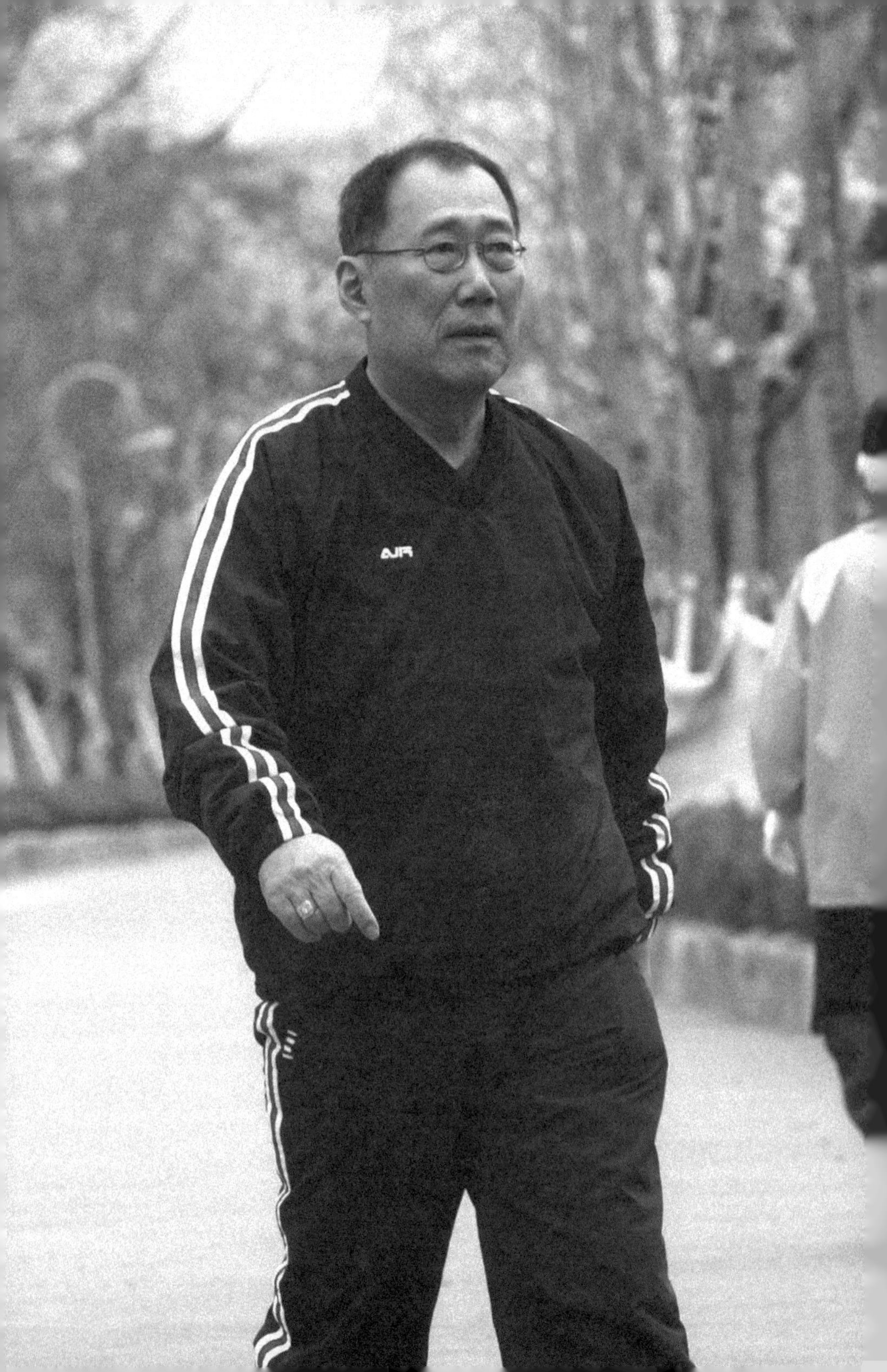

건강을 과신하지 마세요

하일성 야구해설가

프로야구에 해설이 없다면 어떻게 될까? 아마 '속없는 찐빵' 처럼 민숭민숭할 것이다. 그래서 야구해설가 하일성의 존재감은 크다. 프로야구 자체보다 그의 해설을 듣기 위해 TV를 보는 사람이 있을 정도다. 그의 해설은 늘 톡톡 튄다. 그래서 듣는 사람들은 즐겁다.

그는 항상 밝다. 그러나 그 웃음 이면에는 병마와 싸웠던 아픈 기억이 숨어 있다. 그가 급성심근경색으로 쓰러졌을 때 많은 사람들이 놀랐다. "그 건강한 사람이 어떻게……"라며 말을 잃었다.

그의 사례는 한국 중년 남성에게 시사하는 바가 크다. 많은 중년 남성의 현실이 그와 다르지 않기 때문이다.

느닷없이 찾아온 중년의 건강 적신호

2002년 1월 23일 새벽이었다. 그는 잠을 자던 도중 가슴이 답답해짐을 느꼈다. 잠에서 깬 뒤에도 왼쪽 가슴과 왼팔이 약간씩 저렸지만, 통증이 그다지 심하지는 않았기 때문에 새벽 3시까지 술을 마신 탓이려니 하고 대수롭지 않게 생각했다. 담배를 2개비 거푸 피웠다. 기분도 한결 좋아지고 저린 증세도 약해진 것 같았다. 통증도 말끔하게 사라진 것 같았다. "그러면 그렇지. 별 것 아닌데 괜히 걱정했네. 기껏해야 담痰에 들린 거겠지, 별일이야 있겠어?" 홀가분한 마음으로 잠을 재촉했다.

이날 오후 1시 40분쯤 결국 일은 터지고 말았다. 이때 그는 한 방송국 프로그램 촬영 때문에 여의도에 있었다. 녹화에 들어가기 10분 전인 1시 50분경 갑자기 왼팔이 저리고 가슴이 답답해졌다. 새벽에 겪었던 것과 똑같은 증상이 나타난 것이다. 이번에는 이상하게 느낌이 좋지 않았다. 갑자기 등골이 서늘해졌다. 그래도 보름 전에 동네의원에서 받았던 건강검진 결과가 좋았기 때문에 큰병은 아닐 거라며 스스로를 위로했다.

다급한 마음에 근처에 있는 대형병원으로 뛰어갔다. 검사에 걸린 20분 남짓한 시간이, 마치 20년처럼 길게 느껴졌다. 위험한 예감은 빗나가지 않았다. 의사가 놀란 표정을 지으며 말했다. "큰일이 날 뻔했습니다. 조금만 늦었으면 자칫 생명이 위태로운 응급상황이 될 뻔했어요. 빨리 수술해야 합니다."

진단 결과는 급성심근경색이었다. 2개의 관상동맥(심장동맥)이 막혀 있다는 것이다. 우선 좁아진 혈관을 넓히기 위한 '풍선 삽입술'을 받았다. 바로 입원을 하고, 그로부터 1주일 뒤 다시 2차 수술을 받았다. 결과는 다행히 매우 성공적이었다.

이때부터 그의 투병생활이 시작됐다. 그는 오십 평생 큰병이라고는 걸려본 적이 없었을 뿐 아니라 늘 건강했다. 그래서 병에 걸려 수술까지 받은 자신의 상황을 받아들이기가 쉽지 않았다. 정말 '미칠 지경'이 따로 없었다.

"수술을 받고 나서 입원한 직후 악성빈혈까지 나타났어요. 정신을 빼놓고 멍 하니 있는 시간이 많았죠. 그랬더니 몸에서 힘이 빠졌던 모양이에요. 그대로 넘어지는 바람에 뇌진탕을 일으키기도 했어요. 갈수록 첩첩산중이었던 거죠. 나중에는 우울증까지 찾아왔습니다. 정말 어떻게 해야 할지 모르겠더라고요."

그는 왜 이 지경에까지 오게 됐을까를 곰곰이 생각해 봤다. 몇 년 전만 해도 그는 일에 미쳐 살았다. 오죽하면 아내가 "당신, 참 불쌍하다"고 했겠는가? 그때 아내의 말에 조금만 귀를 기울였어도 이렇게 갑자기 쓰러지지는 않았을 것이다. 그러나 그는 신경 쓰지 않았다. 일이 없으면 오히려 지루하다고 느꼈으니까. 따로 운동도 하지 않았다. 그럴 시간 있으면 차라리 모자란 잠을 보충했다.

하루에 담배 3갑은 기본이었고. 일주일에 적어도 5일은 술을 마셨다. 술을 마신 다음날 일어나면 '이러다가 몸이 축나는 건 아닐까?' 라고 잠시 후회를 하지만 그때뿐이었다. 그날 밤이 되면 잊어버리고 다시 술을 마셨다. 한번 마셨다 하면 3~4병을 비우는 것은 기본이요, 새벽 3~4시까지 마셔야 직성이 풀렸다. 그럴 때는 고작 1~2시간 자고 일터로 나갔다. 그러면서도 그는 '대한민국에 나보다 건강한 사람이 있으면 나와 보라고 그래!' 라며 호기를 부렸다. 결국 '자만이 초래한 불행' 이었던 것이다.

덜컥 쓰러진 뒤에 그 모든 호기가 다 사라졌다. 당장 담배부터 끊었고 술을 줄였다. 절대로 1주일에 세 번 이상 술을 마시지 않았으며 마시는 경우에도 소주 1병은 넘기지 않았다. 이제 건강은 건강할 때 지켜야 한다는 지극히 당연한 명언을 곱씹고 또 곱씹는다.

큰병에 걸리고 난 뒤 주변을 돌아보니 우리나라 중년 남성의 잘

못된 건강관이 보였다. 과거에 그 자신이 그랬던 것처럼, 한국 중년 남성들은 자신의 건강을 자랑하고, 또 과신하고 있었다. 당연히 주치의의 말도 귀담아 듣지 않는다.

"남자들은 대부분 병원에 가는 걸 싫어하죠. 병에 대해서는 아예 말도 꺼내지 못하게 하는 사람도 있어요. 물론 저도 한때는 그랬죠. 그러나 바보 같은 짓입니다. 몸이 서서히 망가지고 있는데도 전혀 눈치를 못 채는 거죠. 이제 제가 그러는 것처럼 남자들은 누구나 1년에 한 번은 건강검진을 받는 게 좋아요."

투병생활 후 가정의 소중함 깨달아

가장家長의 갑작스런 투병생활은 나머지 가족들까지 힘들게 만든다. 어디 가장만 그러겠는가? 가족 중 누구든 중병에 걸려 병원에 입원하면 집안 분위기는 예전과 딴판이 돼 버린다. 그의 경우도 크게 다르지 않았다. 급성심근경색으로 쓰러진 뒤 집안은 시쳇말로 '초상집'으로 변했다. 한창 재미있는 코미디 프로를 보면서도 웃는 사람은 없었다. 고통스런 시간을 흘려보내기 위해 시선은 TV를 향하고 있지만 마음은 이미 흩어져 있었고 신경은 날카롭게 곤두 서 있었다.

그는 그때 병을 이기려는 환자의 의지도 중요하지만 환자의 가족

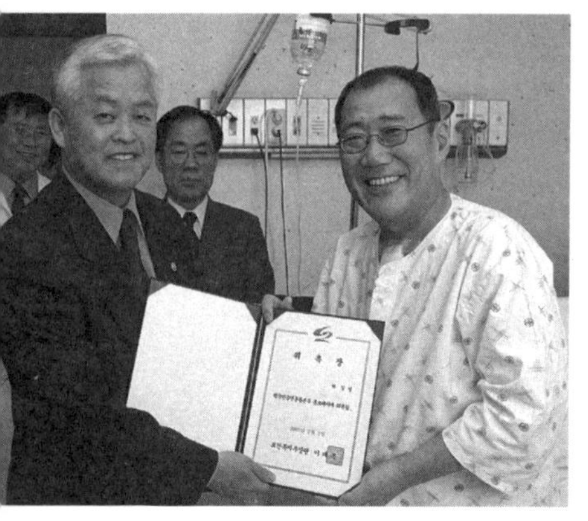

이 평상심을 유지하는 게 더 필요하다는 점을 깨달았다. 갑자기 들이닥친 우환의 충격 때문에 온 집안이 감정의 과잉 상태에서 벗어나지 못하면 환자를 더 자극하기 때문이다. 그 결과 환자 역시 심적으로 불안해지고 회복 속도도 지연될 수밖에 없다.

그는 뒤늦게나마 가족의 소중함을 깨닫게 된 것을 감사하고 있다. 특히 아내가 자신의 삶에서 얼마나 중요한 존재였는지를 투병 과정에서 확실히 알게 됐다. 29년을 함께 살면서 남편의 강한 모습만 보던 아내였다. 그랬으니 남편의 갑작스런 입원에 얼마나 놀랐겠는가? 아내는 그가 수술을 받던 도중 떨어진 혈압이 올라가지 않아 위기가 닥쳤을 때 실신을 하기도 했다. 아내는 잠시도 그의 곁을 떠나지 않고 헌신적으로 간호를 했다. 그때 그는 처음으로 "역시 마누라밖에 없다"라는 생각을 하게 됐다. '부부는 그저 부부일 뿐' 이라는, 예전의 생각이 후회스러웠다. 지금은 잉꼬가 부럽지 않을 금술을 자랑한다.

큰딸에게는 지금도 미안한 심정을 떨칠 수가 없다. 큰딸은 그가 심근경색으로 수술을 받고 나서 퇴원한 얼마 후에 결혼을 했다. 부모라면 하객을 공손히 맞아야 하는데 의자에 앉아서 축하를 받아야 했다. 딸에게도, 손님들에게도 그렇게 미안할 수가 없었다. 가족을 위해서라도 다시 큰병에 걸리는 일은 만들지 말자고 다짐했다.

투병 과정에서 그가 깨달은 점은 또 있다. 병을 이기려는 환자의 의지가 중요하지만 그렇다고 병과 싸우겠다는 '투쟁' 의지를 불태우는 것은 결코 옳지 않다는 것이다.

"잘못 들으면 오해할 수도 있겠지만 병을 이기려 해서는 안 됩니다. 병과 타협해야 합니다. 단번에 싸워서 이기려고 하니까 힘이 더 드는 거죠. 새로 생긴 친구다, 이쯤 생각하는 게 가장 좋은 것 같아요. 나약해지라는 얘기는 아니에요. 갑작스럽게 찾아온 병마에 대해 긍정적으로 바라보라는 뜻이죠. 이런저런 잡념에 사로잡히다 보면 환자가 약해질 수 있거든요. 그럴 바에야 차라리 병이 나으면 무슨 일을 할 것인지, 5~10년 후 어떤 삶을 살 것인지 청사진을 그려보세요. 그게 훨씬 생산적입니다."

입원해 있던 당시 그에게는 큰 고민거리가 있었다. 그 무렵은 프로야구 개막을 바로 눈앞에 둔 시점이었는데, 해설 일을 못 할까 봐 불안했던 것이다. 다행히 방송국에서는 다른 해설가를 물색하지 않았다. 나중에 들은 이야기이지만 당시 방송국에서 "하일성이는 일을 하지 않으면 병이 더 악화될 사람이야"라며 배려했던 것이다.

이처럼 친구나 동료 등 주변 사람들의 배려는 환자에게 큰 힘이 되지만 "푹 쉬어라"는 식의 위로는 별 도움이 되지 않을 수도 있다. 환자의 성격이나 전후 상황을 감안해 위로를 해야 한다는 얘기다. 그의 경우 만약 방송국에서 배려하지 않고 프로야구 해설을 하지 못했다면 병이 더 악화되지 않았겠는가?

그의 재활 노력은 눈물겨웠다. 야구 해설을 제대로 하려면 목소리를 살려야 했는데, 투병생활 때문에 목에 힘이 생기지 않았다. 매일 낮에 홀로 노래방에 가서 폐활량과 성량을 높이기 위해 1~2시간 쉬지 않고 수십 곡을 불렀다. 이런 노력의 대가로, 그는 그해 4월 5일 프로야구 개막식에서 그 전해와 비교해 전혀 손색이 없는 야구 해설 솜씨를 보여줬다.

늦었다고 생각한 때가 가장 빠를 때

이후 그의 생활은 정상으로 돌아오는 듯했다. 급성심근경색의 충격도 모두 잊은 듯했다. 그런데 2004년 2월 4일 다시 병마로부터 위협을 받았다. 종합건강검진을 받던 중 복부초음파 촬영에서 위장 바깥쪽에 4.5cm 크기의 종양이 발견된 것이다. 순간 화가 치밀었다. "잊을 만하니까 왜 내게 이런 일이 또……." 그의 분노는 검사를 하고 있는 애꿎은 의사에게 터졌다.

정밀조직 검사를 할 때 그는 눈을 질끈 감았다. '암이라면 이제 어떻게 하나, 가족은?' 의식 속으로 들어오는 이런 잡생각을 떨치기 위해서였다. 다행히 종양은 암(악성종양)이 아닌, 단순 혹(양성종양)으로 판명됐다. 암으로 발전할 가능성도 거의 없고 간단한 수술로 제거만 하면 더 이상 문제가 안 된다는 의사의 소견이 나왔다. 그제야 안도의 한숨을 내 쉬었다. 보름 만에 종양제거수술을 끝냈고, '소동'은 일단락됐다. "그때 왜 의사에게 화를 냈는지 모르겠어요. 그 사람이 없었다면 조기발견도 힘들었을 텐데……." 미안한 마음에 뒤늦게 그가 머리를 긁적였다.

그는 요즘도 자고 일어나면 손끝이 약간씩 저린다. 심근경색의 후유증이다. 그럴 때마다 삶을 겸허하게 바라볼 것을 다짐한다. 난생 처음으로 운동을 시작한 것도 더 이상 자만하지 않기 위해서다.

그는 거의 매일 집 근처에 있는 석촌호수를 따라 걷기 운동을 하고 있다. 대략 2km의 거리를 30~40분에 걸쳐 시속 5~5.5km의 속도를 유지하면서 걷는다. 심장에 부담을 줄 수 있기 때문에 빨리 걷지는 않는다. 그러나 아무리 천천히 걷는다 해도 땀방울이 뚝뚝 떨어진다. 묵은 때를 벗겨 낸 듯 몸이 개운해진다. 그렇게 운동을 싫어하던 사람이 요즘에는 걷기에 푹 빠졌다.

"운동도 해보니 괜찮은 것 같아요. 예전부터 했으면 얼마나 좋았을까 하는 후회를 하게 돼요. 하지만 지금도 늦었다고는 생각하지 않아요. 건강을 생각한다면 하루도 쉬지 않고 할 수 있는 종목을 골라야 한다는 생각을 했어요. 그래서 고른 게 걷기입니다. 제가 선택한 이상 죽을 때까지 걷고 또 걸을 거예요."

'종양 소동'이 있은 뒤로는 작심하고 술도 끊었다. 담배와 술을 모두 멀리하니 요즘에는 한결 몸이 좋아졌다. 그러나 화장실 들어갈 때와 나올 때의 사람 마음이 다르다고 했던가? 몸이 좀 좋아지니까 자꾸 담배와 술 생각이 난다.

"사람들을 원래부터 좋아하는 성격인데다 자꾸 만날 수밖에 없기 때문에 술과 담배의 유혹이 가장 참기 힘들어요. 그때마다 수술을 하면서, 그리고 그 후에 받았던 고통을 떠올리죠. 지금은 병마로부터 완전히 벗어났다고 생각하고 싶어요. 그러나 생활습관을 바꾸지 않으면 언제 과거로 돌아갈지 모르죠. 술과 담배를 멀리할 수밖에 없는 이유를 저는 명확히 압니다. 어떻게 해서 되찾은 건강인데요. 지금이라도 지켜야죠."

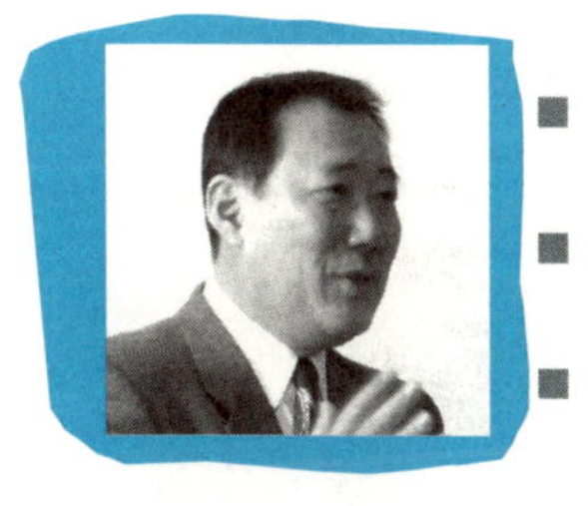

전문가 2인이 말하는 심혈관계질환

가톨릭대 의대 성모병원 신경외과 나형균 교수
가톨릭대 의대 성모병원 순환기내과 정욱성 교수

"야구해설가 하일성 씨는 조금만 늦었다면 생명이 위험했을 겁니다."

가톨릭대 의대 성모병원 순환기내과 정욱성 교수는 급성심근경색의 무서움을 이렇게 표현했다. 미국의 경우 매년 110만 명 이상 급성심근경색 환자가 발생하며, 정확한 통계는 없지만 국내에서도 매년 10만 명 이상의 급성심근경색 환자가 생기고 있다.

급성심근경색, 협심증 등 심장 관련 질환 외에 뇌혈관이 막히는 뇌경색과 뇌혈관이 터지는 뇌출혈 등 뇌혈관질환을 합쳐 심혈관계질환이라고 부른다. 뇌경색과 뇌출혈을 합쳐 보통 뇌졸중이라고 부르는데, 암에 이어 국내 전체 사망률에서 2위를 차지하고 있다. 여성의 경우에는 암보다 많아 사망률 1위를 기록하고 있다.

가톨릭대 의대 성모병원 신경외과 나형균 교수는 혈관을 길에 비유한다. 좋지 않은 길에 사고가 많듯이 혈관이 깨끗하지 못할 때 심혈관계질환이 나타난다는 것이다.

심혈관계질환은 심장 또는 뇌에 산소와 영양을 공급하는 혈관(심장의 경우 관상동맥, 뇌의 경우 뇌혈관) 내부에 동맥경화증이 생겨 점점 혈액의 이동통로가 좁아지면서 발생한다. 협심증은 아직 통로가 완전히 막힌 상태는 아니나, 심근경색증이나 뇌경색은 혈관 부위가 사실상 막혀 버린 상태를 말한다. 가장 무서운, 급성심근경색증이나 뇌출혈은 막힌 혈관 부위가 파열되면서 혈전(피떡)으로 완전히 막혀 심장과 뇌로 가는 혈액공급이 중단되는 경우로 보면 된다.

아주 두드러지지는 않지만 심혈관계질환도 전조 증상이 나타난다. 따라서 이를 잘 관찰하면 큰 불행을 막을 수 있다. 급성심근경색증의 경우 일반적으로 흉통이 가장 많이 나타난다. 뇌졸중의 경우에는 전조 증상이 더 많아, 이를 '일과성 뇌 허혈'이라고 한다.

"보통 급성심근경색증일 때 가슴쪽에 심한 통증이 나타나며, 이게 30분 이상 지속됩니다. 어깨나 팔 쪽으로 통증이 확산되기도 해요. 속이 메스꺼워 구토를 할 때도 있죠. 어떤 경우는 어지럼증을 느끼거나 아예 정신을 잃을 때도 있어요."(정욱성 교수)

"뇌졸중의 가장 흔한 전조 증상은 반쪽 마비입니다. 환자의 70% 정도가 한쪽 팔이나 다리에 감각이 없어지는 걸 경험하죠. 어지러움도 나타나는데, 눈을 감고 누워만 있어도 천장이 빙빙 돌 정도로 심하게 어지럽죠. 한쪽 눈이 갑자기 안 보이거나 물건이 두 개로 보일 때도 있으며, 균형 감각이 크게 떨어져 갑자기 넘어지기도 합니다. 두통도 전조 증상 중 하나인데, 벼락이나 망치가 머리를 내려치는 것처럼 통증이 극심한 게 특징입니다."(나형균 교수)

2004년 대한뇌혈관학회에서는 뇌졸중 환자의 경험담을 수집해 현실에서 구체적으로 나타나는 전조 증상을 책자로 만들어 배포한 적이 있다. 그 내용은 다음과 같다. "말할 내용이 있는데 입으로 말이 잘 안 나왔어요." "말할 때 마치 사탕을 물고 말하는 것처럼 어둔하다고 그래요." "설거지를 하는데 갑자기 한쪽 팔의 힘이 빠져 그릇을 놓쳤어요." "갑자기 커튼을 확 닫는 것처럼 한쪽 눈이 안 보였다가 좋아지더군요." "깜빡하고 어지러웠다가 잠시 가만 있으니까 곧 좋아지더군요." "갑자기 팔 다리가 저려오다가 쉬니까 말짱해지더군요." "술도 안 마셨는데 갑자기 필름이 끊기는 것처럼 기억이 끊어져요." "집에는 들어왔는데 어떻게 해서 왔는지 기억이 안 나고 한참 헤맨 것 같아요."

뇌출혈이나 급성심근경색증은 기온이 떨어지는 가을과 겨울에 더 많이 발생한다. 특히 아침에 쓰러지는 환자가 많다. 원래 아침에는 혈관이 수축돼 있어 가만히 있어도 혈압이 올라가기 마련인데, 그런 상황에서 차가운 바깥공기를 접하면 뇌출혈이나 심장발작이 일어나기 쉽기 때문이다. 따라서 항상 몸을 따뜻하게 하는 것

현명한 방법이다.

'사고'가 많이 발생하는 장소 중 한 곳이 바로 추운 날씨의 화장실이다. 보통 나이가 들면 배의 압력, 즉 복압腹壓이 약해지기 때문에 변을 볼 때 더 힘을 주게 된다. 그러면 이미 혈관이 수축됐기 때문에, 혈압이 더 급격하게 오르는 것이다.

급성심근경색이나 뇌출혈은 일단 발병하면 환자의 절반 이상이 병원에 도착하기 전에 이미 목숨을 잃는다. 그러나 1시간 이내에 조치를 취하면 사망률을 50% 이상 낮출 수 있다. 아무리 늦어도 6시간 이내에는 치료를 받아야 생명을 건질 수 있다. 미국의 경우 이런 응급환자의 80% 정도는 6시간 이내에 병원에 도착하지만 국내에서는 이 비율이 40%에도 미치지 못한다. 침을 맞거나 민간요법 등으로 귀중한 시간을 낭비하기 때문인데, 막히고 터진 혈관에는 이런 요법이 전혀 도움이 안 된다는 점을 명심해야 한다.

"다른 무엇보다 환자를 빨리 병원에 데려오는 것이 가장 중요합니다. 그러나 아무 병원이나 가서는 안 됩니다. 반드시 전문병원이나 종합병원 이상의 응급실을 찾는 게 현명한 판단입니다."(정욱성 나형균 교수)

심혈관계질환
예방 7대 수칙

심혈관계질환을 예방하려면 혈관의 동맥경화증을 일으킬 수 있는 위험요소를 없애는 게 가장 중요하다. 보통 고지혈증, 고혈압, 흡연, 당뇨병, 비만, 운동 부족, 스트레스, 가족력, 나이(남자 45세 이상, 여자 55세 이상) 등 9가지가 있다. 이중 가족력과 나이를 제외하고는 생활습관만 고치면 없앨 수 있는 것들이다. 대한순환기학회에서도 심장 보호 7계명을 발표한 바 있다.

1. 채소와 과일을 다양하게 먹어라.

채소와 과일에는 활성산소를 억제하는 항산화제가 풍부하다. 다양하게 먹도록 하되 특히 녹황색 채소와 과일이 좋다. 수분이 많은 것일수록 좋으며 주스보다는 그대로 먹는 것이 좋다. 심장병은 물론 뇌졸중이나 고혈압의 위험도 줄일 수 있다.

2. 담배를 끊어라.

흡연은 동맥경화증을 유발하는 가장 큰 요인 중 하나다. 반드시 금연하고 술은 소주 반 병, 맥주 1잔 정도의 가벼운 반주로 제한해야 한다. 흡연자는 비 흡연자보다 심혈관계질환 발병 위험이 2배 이상 높다. 과음 역시 간과 근육을 손상시켜 심혈관계질환을 유발한다.

3. 짜고 기름진 음식을 삼가라.

짜게 먹으면 혈압이 올라간다. 매운 음식은 상관이 없지만 대체로 매운 맛에 소금이 함께 들어 있는 경우가 많기 때문에 매운 음식도 줄이는 게 좋다. 소금을 하루 6g 이하로 줄이도록 한다. 튀긴 음식이나 기름기 많은 육류 대신 콩과 생선을 먹으면 하루 콜레스테롤 섭취량을 200mg 이하로 줄일 수 있다.

4. 매일 30분 이상 유산소 운동을 즐겨라.

권장되는 유산소 운동으로는 빨리 걷기, 조깅, 자전거 타기, 수영, 에어로빅, 체조 등이 있다. 약간 비만체형이거나 40대 이후라면 빨리 걷기가 가장 권장된다. 무릎관절에 이상이 있다면 걷기보다는 수영이 더 권장된다.

5. 평소 혈압, 혈당, 콜레스테롤 수치를 체크하고 관리하라.

고혈압과 당뇨병, 고지혈증은 동맥경화증을 유발하는 병들이다. 이런 병은 당장 큰 문제가 나타나지는 않는다 해도 장기적으로 심근경

색, 협심증, 뇌경색, 뇌출혈 등으로 이어지기 쉽다. 따라서 수시로
자신의 몸 상태를 체크해야 한다.

6. 중년 이후에는 주기적으로 건강검진을 받아라.

남자는 45세, 여자는 55세 이후 심혈관계질환의 발생 위험이 급격하
게 높아진다. 따라서 매년 건강검진을 받도록 해야 한다. 또 어지럼
증이나 반신마비, 가슴통증 등의 전조 증상이 나타나면 바로 병원을
찾아야 한다.

7. 스트레스를 줄이고 즐거운 마음으로 생활하라.

스트레스는 만병의 근원이다. 마음이 편안해야 육체적 질병도 줄어
들게 돼 있다. 스트레스를 해소하기 위해 맘을 편안하게 먹고 즐겁
게 사는 자세가 필요하다.

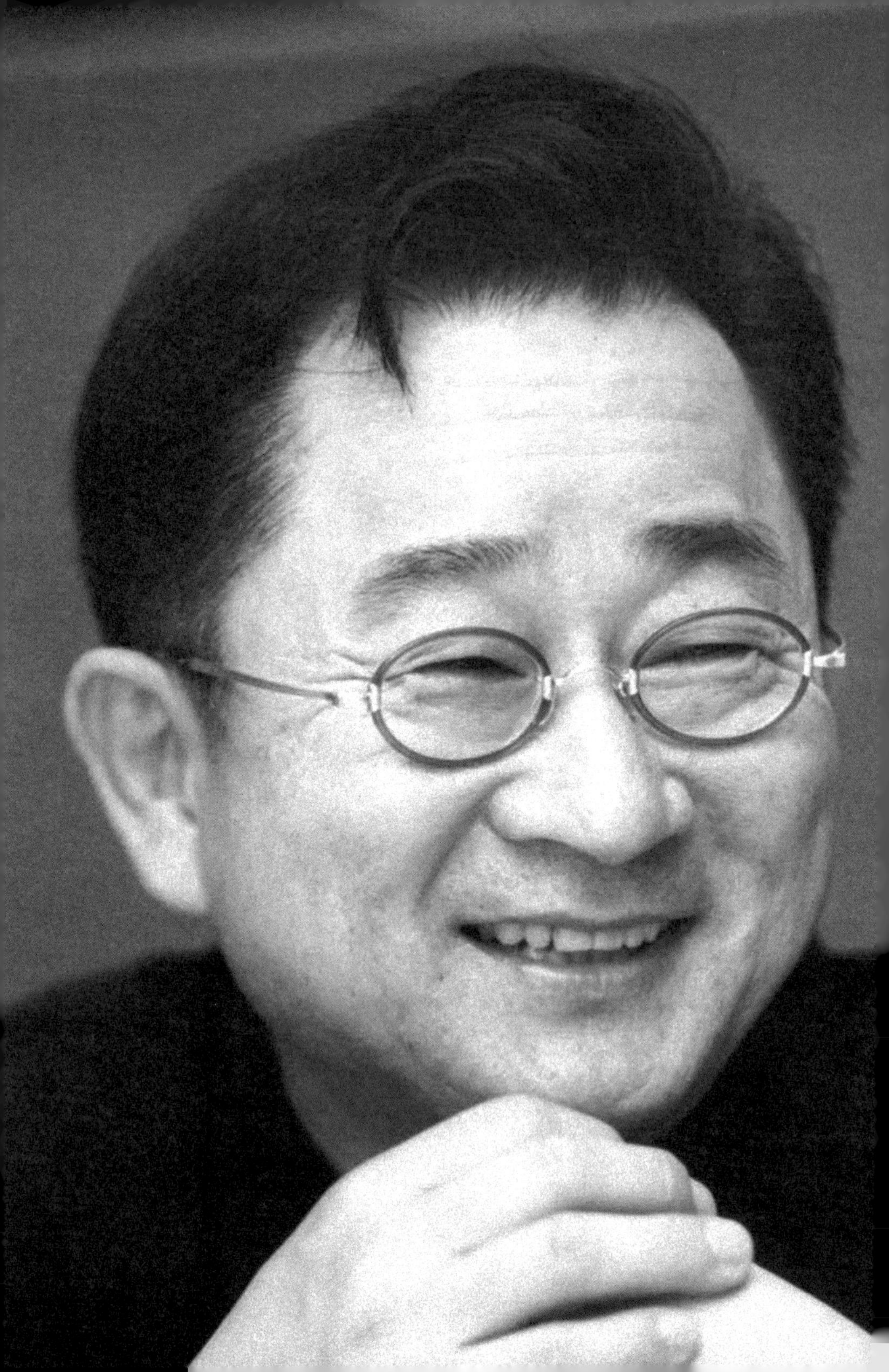

웃음이 바로
나의 건강비결

이홍렬 개그맨

한국 중년 남성들은 대부분 두 얼굴의 사나이다. 밖에서 꽤나 웃긴다는 사람도 집에만 들어가면 돌덩이처럼 굳어버린다. 그래서 한국 중년 남성들이 즐겁지 않은 것은 스스로의 탓일 가능성이 크다. 개그맨 이홍렬은 집에서도 개그맨 그대로다. 오히려 사춘기의 두 아들이 말이 없다.

주로 그가 먼저 시비를 건다. 일단 누군가라도 먼저 시작해야 웃음도 나오는 것 아닌가? 그가 재미있는 표정을 짓거나 권투 동작을 흉내 내며 아이들에게 다가선다. 자신의 덩치보다 더 큰 아이들을 툭툭 치며 치근덕댄다. ‘야, 덤벼 봐.’ ‘어라? 이것 봐라.’ 그러면 처음에는 멋쩍어 하며 ‘왜 이래요?’ 라며 빼던 아이들도 나중에는 ‘에이~!’ 하면서 달려든다. 그 다음엔? 모두가 한바탕 웃고 즐기는 거다.

개그맨은 직업상 남을 웃겨야 한다. 그도 그런 개그맨 가운데 한 사람이다. 다른 점이 있다면 남을 웃기기 위해서만이 아니라 스스로 즐겁기 위해서라도 더 웃는다. 개그를 하면서 웃음을 억지로 참지 않는 것도 그래서다. 아니, 오히려 기왕 웃을 거라면 더 크게 웃는다.

평소에도 그의 찡그린 모습을 본 사람은 별로 없다. “왜 그렇게 웃고 다녀요?”라고 물으면 또 웃는다. 그의 얼굴에는 그처럼 ‘웃음이 내 건강비결이요’ 라고 쓰여 있다.

“웃을 줄 모르고 유머를 즐기지 못하는 사람처럼 불쌍한 사람은 없어요. ‘웃으면 복이 온다’ 는 말이 있는 것처럼 웃을 때 비로소 건강해집니다. 특히 중년이 되고 나이가 들면 더욱 많이 웃어야 합니다. 웃음이 제게는 ‘일용할 양식’ 이며 ‘생활의 활력소’ 인 셈이죠.”

웃음의 또 다른 얼굴, 여유

그는 대학 강사로, 연예기획사 대표로, TV 프로그램 MC로 하루

24시간이 모자랄 정도로 종횡무진 한다. 체력이 달릴 법도 한데 지금까지 큰병 한 번 걸려본 적이 없다. 개그맨 골프클럽인 'G2'의 회장을 맡고는 있지만 골프를 좋아해서 그런 것이지, 특별하게 골프를 잘 해서라거나 골프의 운동효과가 뛰어나다고 믿어서가 아니다. 간간이 필드에 나가는 것 말고 따로 건강을 염두에 두고 하는 운동은 없다. 그런데도 건강을 유지하는 것 또한 웃음이 있기에 가능한 일이다.

"방송활동을 하다 보면 따로 운동을 할 정신적·시간적 여유가 없어요. 그래서 맘은 굴뚝 같지만 운동을 못 하는 사람들이 많지요. 그런데 저는 늘 웃음이란 강력한 운동 기구를 들고 다녔죠. 그렇게 웃고 다니지 않았다면 벌써 큰병에 걸려도 몇 번은 걸렸을 겁니다. 어쩌면 이 세상 사람이 아닐 수도 있었을 테지요."

그는 절대로 '건강에 자신 있다' 는 말을 하지 않는다. 단지 건강해지려고 최선을 다할 뿐이다. 항상 밝은 마음을 가지려고 노력하는 것도 먼저 심리적으로 편안해야 몸도 건강하지 않겠느냐는 생각에서 비롯됐다. 그래서 그는 늘 사람들을 만날 때 웃을 것을 권한다. 웃으면 마음이 밝아지고, 마음이 밝아지면 심리적으로 편안해진다는 것이다.

웃음은 여유의 또 다른 얼굴이기도 하다. 그래서 여유가 없고 과

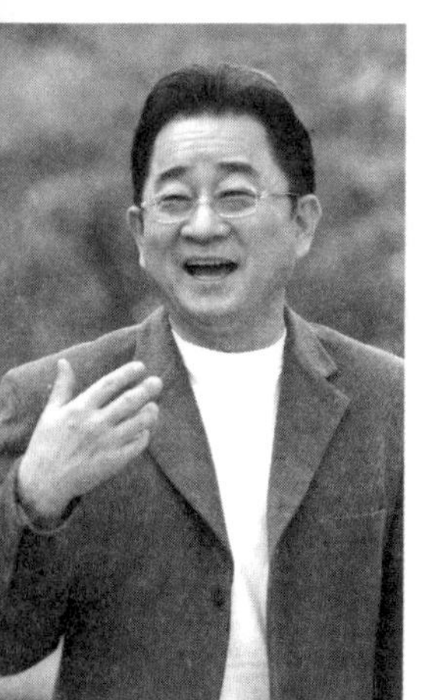

로하게 되면 자신도 모르게 얼굴이 찡그려지고 웃음이 사라진다. '이홍렬 쇼'에 출연하던 때였다. 당시 그는 너무 바빠 잠도 제대로 못 자고 사우나에서 몸을 잠시 풀고는 바로 방송국으로 달려가고 했다. 매일 그렇게 하다 보니 '이렇게 하다 몸이 견뎌날까?' 라는 걱정이 들었다. 그래도 용케 견디나 싶었는데, 동료 연예인들과 제주도에 갔을 때 덜컥 일이 터지고 말았다.

"아침에 잠자리에서 일어났는데 오른쪽 손목과 손가락이 움직이지 않는 거예요. 마비가 된 거였죠. 한의원엘 갔더니 풍이라고 하더라고요. 마비가 풀리고 원래대로 돌아가는 20일 동안 정말 고생했습니다. 그때 비로소 과로가 얼마나 위험한 건지를 알게 됐지요. 물론 그 이후로는 스케줄을 절대 무리하게 잡지 않고 있죠."

수다는 웃음과 동격이다. 그래서 그는 알아주는 수다쟁이다. 골프를 하러 필드에 나갔을 때도 입은 쉬지 않는다. 스코어에는 관심 없고 풍광을 보며 한마디, 공이 가는 방향을 보며 또 한마디를 줄기차게 꺼낸다.

혼자 있을 때 심심하다 싶으면 동료 개그맨에게 전화를 걸어 몇 시간 동안 전화통화를 하며 수다를 떤다. 언젠가 개그우먼 이경실

씨가 그의 수다에 질려 어이없다는 표정으로 그렇게 말한 적이 있다. "오빠. 너무 한 거 아냐? 무슨 남자가 그렇게 수다를 많이 떨어?"

그러나 알고 보면 수다는 그에게 가장 좋은 스트레스 해소법이다. 떠들기를 좋아하는 탓에 그는 3~4시간 이상 계속되는 마라톤 회의를 아주 좋아한다. 특히 아이디어를 내는 회의를 좋아한다. 회의 도중 노래를 흥얼거리기도 하고 갑자기 일어나서 딴 짓을 하기도 한다. 이 생각, 저 생각 떠오르는 대로 마구 내뱉는다. 그렇게 하다 보면 회의가 딱딱해지는 법이 없다. 오히려 자유롭게 떠들다 보면 새로운 아이디어가 툭 튀어나올 때도 많다. 회의가 지겨운 일반 직장인들은 그런 상황이 이해되지 않을지도 모른다.

"평소 각자가 알고 있던 우스개 소리를 회의 중간 중간에 풀어놓으세요. 기억나는 유머가 없으면 그냥 최근에 경험했던 황당한 일도 좋습니다. 어색했던 회의장이 금세 부드러워지고 환해 질 거예요. 또 회의가 좀 길어져 지겨워진다면 유쾌하고 즐거운 상상을 하세요. 그러면 그 자체만으로도 스트레스를 날리는 효과가 있습니다."

그의 수다에는 특징이 있다. 그는 수다를 입으로만 하지 않고 온몸으로 한다. 이를테면 좌충우돌左衝右突, 천방지축天方地軸 형이다. 가만히 앉아 있는 상태에서 차분하게 말을 하는 모습은 오히려 드물다.

갑자기 벌떡 일어나 벽을 향해 달려들기도 하고 의자를 뱅그르르 돌리기도 한다. 마주한 사람이 어지러울 정도로 별별 진기한 포즈가 다 나온다. 그러나 웃고 떠드는 사이에 그의 메시지는 확실하게 뇌리에 꽂힌다. 그만큼 강력한 커뮤니케이션 방법이 또 있겠는가?

웃는 것이 건강을 지키는 가장 큰 명약

그는 건강해지려면 웃을 것을 권한다. 그는 주변 사람들에게 늘 "당신은 하루에 몇 번이나 웃나요?"라고 묻는다.

"어느 문헌을 보니까 건강에 도움이 되려면 성인은 하루에 100번, 어린 아이는 300번 정도는 웃어야 한다더군요. 그런데 실제로는 성인은 겨우 하루 평균 7번 정도 웃는다고 합니다. '권장 웃음 횟수'의 10%에도 미치지 못하는 거죠. 더 웃어야겠죠?"

그러나 중년 이후가 되면, 그렇게 오랜 시간을 무덤덤하게 지냈던 사람들이 단번에 호쾌하게 웃기가 쉽지 않다. 그렇기 때문에 잘 웃는 데도 훈련이 필요한 것이다. 웃음을 '강화'하는 데 가장 훌륭한 교재로, 그는 TV 코미디 프로그램을 추천한다. 다만 코미디를 보면서 이것저것 따진다면 별 도움이 되지 않는다.

"한국 사람들은 코미디 프로를 보면서 무슨 모니터링을 하는 것 같아요. '아유, 유치해.' '구닥다리야. 겨우 저 정도로 웃기겠다는 거야?' '내가 해도 저것보다는 낫겠다.' 이렇게 말을 하면서 어떻게든 흠을 발견해야 직성에 풀리나 봐요. 웃을 준비가 돼 있어야 웃을 수 있습니다. 이 코너가 별로라고 생각이 들어도 '그래, 다음 코너는 재미있을 거야' 라면서 느긋하게 즐기세요."

평소 유머를 자주 사용하는 버릇을 들이는 것도 중요하다. 많은 사람들이 '혹시 내 농담이 썰렁하면 어떻게 하지?' 라고 생각하며 유머 꺼내기를 두려워하는 데 전혀 그럴 필요가 없다. 서투르더라도 자주 사용해야 유머 실력도 늘어나고 웃음도 많아진다. 의도적으로 썰렁한 농담을 하는 '썰렁 개그' 도 있지 않은가? 만약 유머라고 생각해서 말을 꺼냈는데 주변에서 반응이 없으면 자신의 팔을 긁으면서 "왜 이렇게 얼었어?"라고 딴청을 피우자. 그걸로도 웃음이 터질 것이다.

고정관념에서 벗어나 여러 각도로 사물이나 사회현상을 바라보려는 노력도 필요하다. 그렇게 하다 보면 일상생활은 모두 유머의 소재가 된다.

예를 들어, 여행을 소재로 유머를 한다면 어떻게 시작하겠는가? 듣는 사람이 10대라면 수학여행, 20대라면 대학졸업여행을, 30대라면 신혼여행을 소재로 유머를 늘어놓으면 공감대가 더욱 커지지 않겠는가? 그럼 40대 이후라면 어떤 소재가 좋을까? 혹시 '묻지 마관광' 얘기를 하면 폭소가 터지지 않을까? 이때 만약 '어디로 떠나는 것, 홀가분해지는 것, 배낭여행' 처럼 평범한 단어나 이미지를 떠올리며 접근한다면 다들 지루해할지도 모른다.

여자는 어떨 때 독해 보일까? 10대는 귀에 3개의 구멍을 뚫었을 때가, 20대는 다 함께 코가 삐뚤어져라 술을 마셨는데 다음날 혼자만 멀쩡하게 출근했을 때가, 30대는 옷 가게에 쇼핑하러 가서 이 옷 저 옷 다 입어보고 "수고 하세요"라며 태연하게 나올 때 가장 독해 보인다. 그렇다면 40대는 어떨까? 가족이 먹다 남긴 음식을 죄다 모아 비위 좋게 남김없이 먹을 때 우리는 "정말 독한 여자야"라고 한다.

가장 독한 40대 여자는 생각에 따라 가장 아름다운 40대 여자로 탈바꿈할 수도 있다. 가족이 먹다 남은 음식을 꾹 참고 다 먹는 모습에서 가족을 사랑하는 마음을 느낄 수 있기 때문이다. 이처럼 유머는 한 번 뒤틀면 또 다른 차원의 휴머니즘 유머가 만들어질 수도 있는 것이다.

평소 재미있는 얘기라고 생각되면 반드시 메모하는 습관을 들이는 것도 필요하다. 선천적으로 웃긴 이야기를 많이 아는 사람은 없다. 개그맨들도 아이디어를 얻기 위해서는 끝없이 개그 소재를 찾고 메모를 한다. 그리고 그 소재들을 취합해 아이디어 회의를 하고 다시 연습을 반복한 뒤에야 무대에 오른다. 만약 이 모든 훈련을 마치고도 효과가 없는 사람은 어떻게 할까? 그는 이럴 때 최후의 비법을 쓸 것을 권한다.

"복잡하게 생각하지 말고 거울을 보면서 무조건 웃으세요. 킬킬거리든 박장대소를 하든 상관없습니다. 웃고 떠드는 자신의 모양이 우스꽝스러워서라도 웃음이 터지지 않겠어요? 억지웃음도 건강에 큰 도움이 됩니다. 울며 겨자 먹기로 웃는다 해도 아예 웃지 않는 것보다는 100배, 1000배 낫습니다."

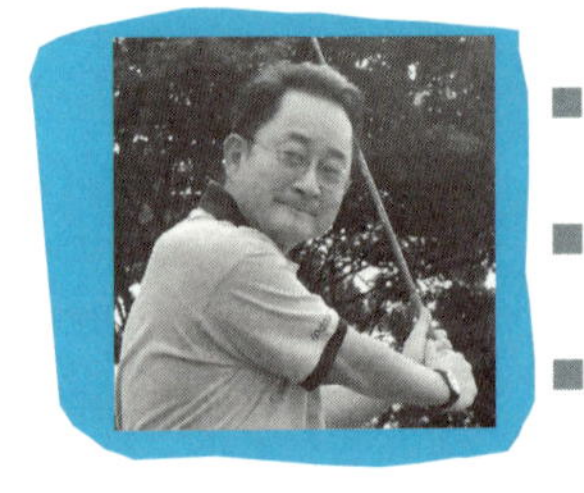

전문가 2인이 보는 웃음의 건강학

울산대 의대 서울아산병원 신경과 김종성 교수
서울대병원 가정의학과 유태우 교수

"웃음은 사람들의 관계를 부드럽게 하죠. 전염성이 있어 주변사람들까지 감염시킵니다. 잘 웃는 사람은 그렇지 않은 사람보다 사회적으로 성공할 가능성이 높다는 연구결과도 나와 있습니다."(울산대 의대 서울아산병원 신경과 김종성 교수)

"웃음도 영양이나 운동과 마찬가지로 일일 권장량을 만들면 어떨까요? 아주 큰 소리로 1회에 10초 이상, 하루에 10회 이상 웃어야 한다는 식으로 말입니다."(서울대병원 가정의학과 유태우 교수)

웃음은 실제로 사람만이 가진 자산이다. 김 교수가 설명하는 웃음의 메커니즘은 다음과 같다.

"웃어야 할 상황이 오면 뇌의 신피질계와 변연계가 활성화됩니다. 이어 뇌간을 통해 운동신경세포에 웃으라는 명령이 하달되죠. 그러면 가슴의 가로막과 갈비뼈 사이 근육이 움직이면서 웃게 됩니다."

상황이 우스운 지 여부는 뇌의 전두엽(이마엽)에 있는 신피질계에서 판단한다. 간질환자를 상대로 전두엽의 윗부분을 자극하면 웃음이 나온다는 보고가 있다. 기능적 자기공명영상촬영Function-MRI을 사용한 연구에서 사람들이 웃을 때 전두엽의 아래쪽이 활성화된다는 보고도 있었다. 결국 전두엽에서 우스운 상황을 판단한다는 사실은 밝혀진 셈이다.

따라서 전두엽이 손상되면 감정도 사라지고 표정도 없어진다. 물론 유머감각도 사라진다. 이런 현상을 '무감동apathy' 상태라 부른다. 반대로 이 부분에 이상이 생기면 웃음회로에 고장이 나서 웃음을 조절하지 못한다. 이럴 때는 웃을 일도 아닌데 깔깔거리며 웃을 수도 있다. 가령 의사가 진찰을 하는데 이유 없이 환자가 웃는 경우다. 저절로 웃게 되는 것이다. 이런 현상을 '병적 웃음pathological laughter' 이라고 부른다.

웃는 행위에는 또 감정적 판단이 들어가 있다. 사람의 감정을 담당하는 부위는 뇌의 변연계다. 따라서 웃으려면 변연계 역시 활성화돼야 한다. 실제 변연계의 아래 부분인 시상하부에 '과오종' 이란 종양이 있는 환자는 마구 웃는 형태로 간질 발작을 일으키기도 한다. 이런 현상을 '홍소발작laughing seizure' 이라고 한다. 물론 환자들은 웃으면서도 즐거움을 느끼지 못한다.

맘껏 웃고 나면 호흡량이 늘어나고 혈액순환이 좋아지면서 적대감이나 분노의 감정이 줄어든다. 대신 면역력은 좋아진다. 웃음이 건강에 좋다는 사실은 이미 여러 차례 의학적으로 입증됐다는 것이 김 교수의 설명이다.

"1시간 동안 코미디 프로그램을 봤다면 그 후 몸은 어떻게 변할까요? 우선 백혈구의 수가 증가합니다. 암이나 세균성 질환에 대항하는 '자연살해세포(NK세포)'의 기능도 크게 활성화 되죠. 또 웃으면 대뇌의 변연계가 활성화되면서 신경호르몬 분비에 변화가 생기는데, 엔도르핀 등 몸에 좋은 호르몬이 많이 분비되는 대신 스트레스를 유발하는 코르티솔 등은 줄어듭니다."(김종성 교수)

현대인의 면역력을 떨어뜨리는 것으로는 과로, 술, 담배, 스트레스, 활동 부족, 비만, 영양불균형 등을 꼽을 수 있다. 반면 휴식이나 휴가, 좋은 공기, 산림욕, 영향균형, 치료 목적의 금식, 운동, 햇볕, 찜질이나 사우나 등은 면역력을 강화시키는 요인이 된다. 그리고 그 무엇보다 면역력을 강화시키는 강력한 무기로 쉽게 생활에서 이용할 수 있는 것 중 하나가 바로 웃음이다. 이런 이유로 웃음을 만성중증 환자의 치료에도 활용하고 있다는 게 유 교수의 설명이다.

"늘 진통제와 살아야 했던 근육 강직증 환자 '노만 커즌스'의 통증 치료에 웃음이 적용된 것은 이미 널리 알려져 있죠. 영화 '패치

아담스'로 유명한 패치 아담스도 어린이의 진료에 웃음치료를 도입해 '어릿광대 의사'를 자처했죠. 최근에는 암과 같은 중증질환자나 거동이 불편해 사회적으로 고립된 요양시설의 환자, 정신과 환자에게도 웃음치료가 도입되고 있어요. 일부에서는 스트레스 해소에도 웃음치료를 쓰고 있지요."(유태우 교수)

유 교수는 이홍렬 씨의 웃음철학에 대해 동의하지만 웃음 강도가 특히 중요하다는 점을 강조한다. 보통 우리는 '호호' '하하' '껄껄' 정도의 강도로 웃지만, 그 정도로는 건강효과를 내는 데 미진하다는 것이다.

"최대의 건강효과를 내려면 입을 크게 벌리고 큰 소리로 '으하하' 하고 웃어야 합니다. 파안대소破顏大笑, 박장대소拍掌大笑, 포복절도抱腹絶倒, 요절복통腰折腹痛 중 적어도 박장대소 이상의 큰 웃음이 필요하다는 거죠. 이렇게 웃다 보면 배가 아프고 눈물이 나오며 숨이 잘 안 쉬어질 수도 있지만 그 과정에서 건강해지는 겁니다. 점잖은 선비문화 속에서 크게 웃으려면 당연히 용기와 훈련이 필요하겠지만, 효과는 들인 노력의 100배에 버금간다는 점을 잊지 마세요."

(유태우 교수)

'100일 만에 잘 웃기'
웃음강화 훈련법

1. 조금만 웃겨도 일부러 크게 많이 웃어라.

처음에는 조금 멋쩍고 과장된 것처럼 느껴지지만 몇 번 반복하면 약간만 웃겨도 진짜로 많이 웃긴 것으로 생각하게 된다. 웃는 행동이 마음을 감동시키는 것이다.

2. 유머집, 유머프로그램, 유머비디오를 많이 봐라.

시시하다고 생각했던 이런 것들을 의도적으로 접해야 한다. 그러다 보면 "어! 생각보다 재미가 있는데……"라고 말하는 자신을 발견하게 될 것이다. 어느 덧 자신도 한두 가지 유머쯤은 입에 달고 산다는 것을 느끼게 된다.

3. 잘 웃는 사람과 어울려라.

웃음은 전염성이 무척 강하다. 평소 사람들과 많이 어울리면 아무래도 웃음의 소재를 쉽게 구할 수 있을 뿐 아니라 자신도 잘 웃게 된다.

주변에 잘 웃는 사람이 없으면 어린이와 노는 것도 좋은 방법이다.

4. 어색함을 극복하라.

웃음을 훈련할 때는 거울 앞에서 혼자 하는 게 가장 좋다. 그러나 자신의 어눌한 표정이 어색해서 곧 훈련을 중단하는 사람이 많다. 스스로에게 어색하면 다른 사람들 앞에서도 자연스럽게 웃을 수 없다.

5. 의도적으로 콧노래를 흥얼거리거나 장난기를 발동하라.

무뚝뚝한 사람일수록 처음에는 어눌하지만 곧 쉽게 익숙해진다. 이렇게 한다 해서 그동안 엄했던 이미지에 손상이 가진 않으니 걱정할 필요는 없다. 오히려 다른 사람의 사랑을 더 받게 된다.

6. 다른 사람 웃기기를 시도하라.

두려움을 극복해야 한다. 처음에는 억양이나 동작이 영 썰렁하지만 이것도 몇 번만 해보면 사람들이 의외로 잘 웃어 주는 것을 알게 된다. 그 사람들도 웃음을 연습하고 있으니까!

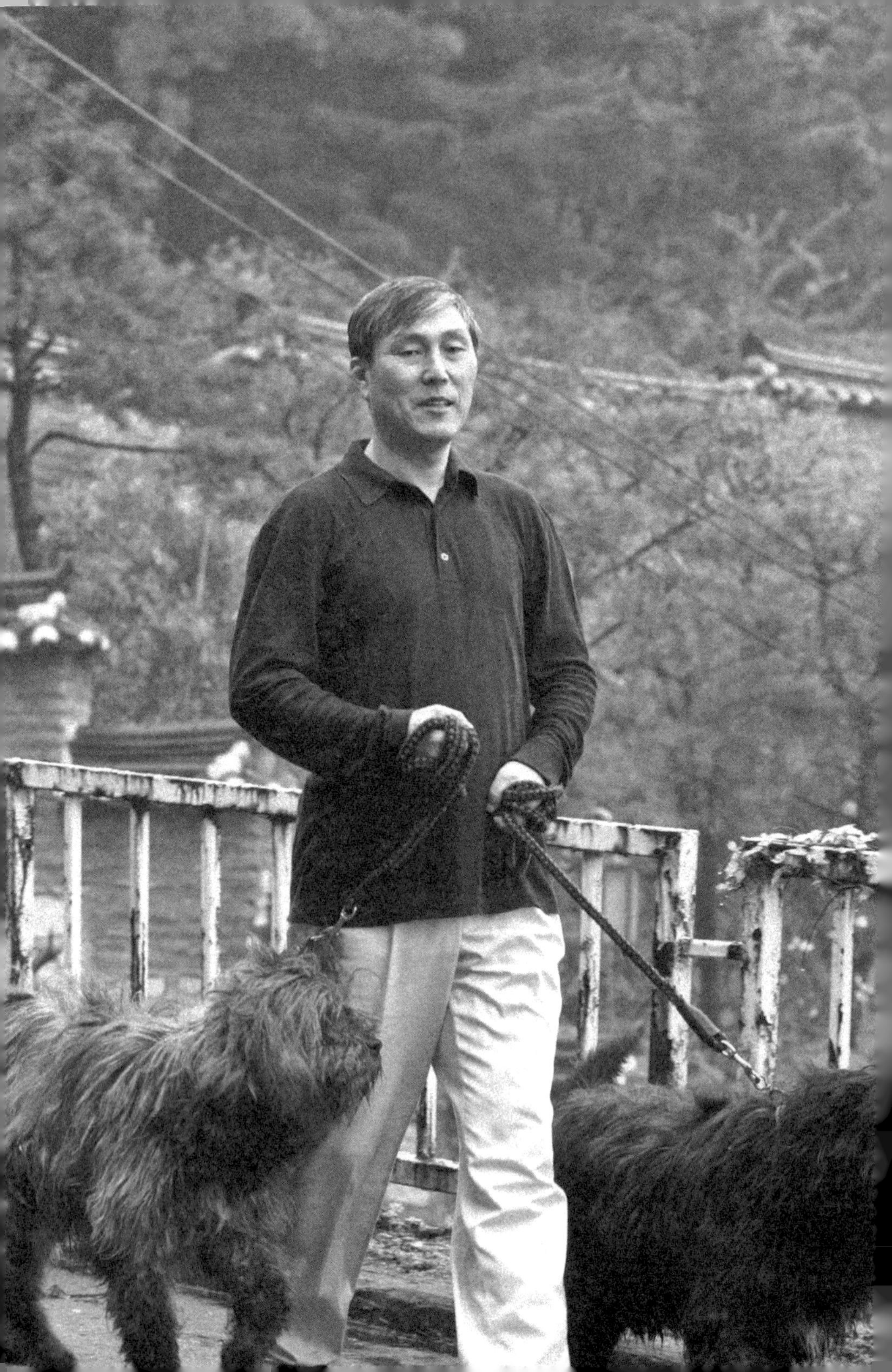

강한 의지가
최고의 금연 비법

조훈현 국수

'바둑' 하면 가장 먼저 연상되는 인물은 누구일까? 새로 급부상한 젊은 스타를 떠올릴 사람도 있겠지만, 10명 중 9명은 어김없이 국수國手 조훈현을 꼽는다. 젊은 스타들도 알고 보면 대부분 그가 길러낸 제자들이니, 그는 대국 성적과 관계없이 '영원한 국수' 라 불린다.

그렇다면 '조훈현' 하면 가장 먼저 연상되는 이미지는 무엇일까? 담배를 손가락 사이에 끼고 그 손으로 자신의 이마를 지그시 누르며 바둑판을 응시하는 모습일 것이다. 실제 그는 과거 하루에 세 갑에서 많게는 다섯 갑까지 담배를 피웠던 '골초' 중의 '골초' 였다. 큰 대국이라도 하는 날이면, 앉은자리에서 순식간에 몇 갑을 줄담배로 피워 없애는 게 예삿일이었다.

지금까지 그가 피워 없앤 담배만도 어림잡아 3만 갑이 넘는다. 길이로 환산하면 60km, 서울의 동쪽 끝에서 서쪽 끝까지 쭉 일렬로 낱담배를 연결시킬 수 있는 길이다. 한 갑을 평균 1,000원으로 쳤을 때 3,000만 원으로, 웬만한 승용차 한 대는 살 수 있는 돈이다. 담배의 중독성을 알기에 사람들은 "다른 사람은 몰라도 그는 절대 담배를 끊지 못할 거다"라고 말했다. 그러나 그는 보란 듯이 금연에 성공했다.

흡연자들의 가장 큰 결단은 금연

그는 1973년 군대에서 담배를 배웠다. 군대를 다녀온 한국남자라면 모두 알고 있다. 훈련소에서 '50분 훈련'이 끝나고 난 후 이어지는 '10분 휴식'에 담배의 유혹은 독한 마약과 같다는 것을……. 비 흡연자에게 그 10분은 너무 지루하다. 담배를 피우며 여유를 만끽하는 동료를 보고 있으면 야릇한 질투심까지 생길 정도다. 그래서 자신도 모르게 담배에 손을 대게 된다. 그 역시 이때 흡연자의 길로 접어들었다.

그로부터 23년이 지난 1996년 8월, 그는 처음으로 금연에 도전했다. 금연 결심은 당시 그의 주변에서 벌어진 상황과 무관하지 않았다. 미국 LA에 사는 친구를 방문했던 20일간 겪었던 담배에 얽힌 '악몽'이 가장 먼저 떠오른다.

언젠가 카지노를 배경으로 한 TV 드라마 '올인'이 인기를 끈 적이 있었다. 이 드라마는 '차민수'라는 실존 인물의 성공스토리를 극화한 것인데, 탤런트 이병헌씨가 그 역할을 맡았던 차민수 씨는 프로기사이면서 그와 오랜 친구 사이다. 1996년 6월경 그는 차민수 씨를 만나기 위해 미국으로 떠났다.

"LA까지 12시간의 비행은 그 자체로 고문이었죠. 평소 하루에 3~5갑을 피우는데, 12시간 동안 담배를 피우지 못 하게 하다니요. 슬슬 스트레스를 받기 시작했어요. LA공항에 도착하면 좀 낫겠거니 했는데 웬걸, 청사 전 지역이 금연이었어요. 그걸로 끝나면 차라리 다행이었습니다. 차 씨의 집도 금연구역이라서 집 밖으로 나가거나 베란다에서 쪼그리고 앉아 담배를 피워야 했죠. 외식을 할 때도 대부분의 식당이 금연구역이었기 때문에 담배 생각이 나면 밖으로 나가야 했어요. 하물며 꽁초를 버릴 쓰레기통도 없더군요.

짜증도 나고 화가 확 치밀어 올랐어요. '이렇게 하면서까지 담배를 피워야 하나' 라는 생각이 들더군요."

2개월 후 귀국했지만 국내 상황도 돌변해 금연바람이 갑자기 불기 시작했다. 신문과 방송에서 연일 담배의 해악에 대해 집중 조명하더니 마침내 '공공장소에서 흡연 시 적발되면 범칙금을 물린다'는 제도가 시행됐다. 바둑계 내부에서도 "대국할 때는 금연하는 게 어떻겠는가?"라는 얘기들이 솔솔 흘러나왔다.

그 전까지만 해도 "담배를 끊는 게 어떠냐?"라는 말을 한 귀로 듣고 한 귀로 흘려보냈다. 그러던 차에 미국에서의 '악몽'이 다시 떠올랐다. 그때는 더구나 대국 성적도 썩 만족할 만한 수준이 아니었다. 평소 머리가 자주 아프고 몸 상태도 좋지만은 않아, '이 참에 끊어버리자'라고 금연을 결심한 것이다.

그는 단 한 번의 시도로 담배를 끊어버렸다. 평소 '한 번 결심하면 반드시 실천에 옮기는' 성격 때문에 가능한 일이었지만, 금연을 하겠다는 강한 의지가 성공의 비결이었다. 많은 사람들이 금연을 공언했다가 며칠 못 가서 다시 담배에 손을 대는 것은 사실 '의지박약' 때문이다.

그렇다고 해서 모두가 겪는 금단현상마저 없었던 것은 아니다. 불쑥불쑥 튀어나오는 흡연 욕구를 누르려고 자신과의 치열한 싸움도 벌였다.

"다행히 다른 사람보다는 금단현상이 적었던 것 같아요. 금연을 시작하고 3~4일 정도 지났을 때 첫 고비가 찾아왔어요. 그렇게 담배 생각이 간절하던 때는 없었던 것 같아요. 그냥 꾹 참았습니다. 그렇게 1주일 쯤 참았더니 그제야 비로소 좀 마음의 여유가 생기더군요. 담배를 끊었다는 확신이 든 것은 약 한 달 정도 지난 후의 일이었어요."

담배를 끊었어도 버릇만은 어쩔 수 없었을까? 언젠가 지인이 "왜 자꾸 그렇게 주머니를 뒤져?"라고 물었다. 그제야 그는 자신도 모르게 손이 담배를 찾아 자꾸 주머니를 뒤지고 있다는 사실을 깨달았다. 원래 그는 담배를 쉽게 찾으려고 주머니마다 한 갑씩을 넣고 다녔는데, 그 버릇은 담배를 끊고도 몇 달이 지난 뒤에야 비로소 사라졌다.

많은 흡연자들이 '조훈현은 금연초로 담배를 끊었다'고 생각하고 있다. 그가 한때 금연초 광고모델을 한 적이 있기 때문이다. 그러나 정작 그는 금연초의 도움을 거의 받지 않고 의지만으로 담배를 끊었다. 금연초 제조업체로부터 제의가 와서 광고 모델을 한 것은 사실이지만 애당초 그의 속내는 금연초로 담배를 끊을 계획은 없었다.

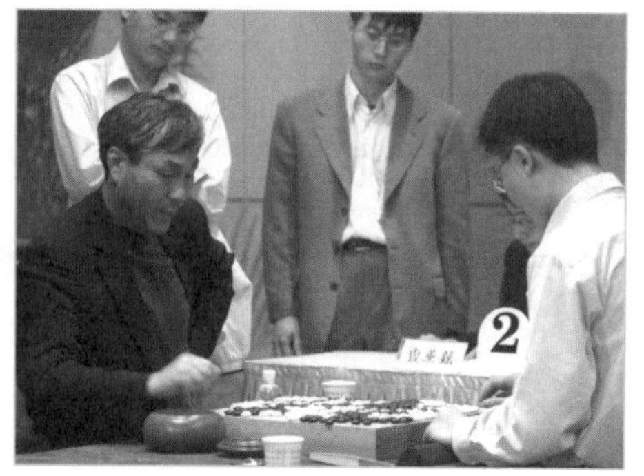

그래도 금연에 시작한 첫날에는 금연초를 10개비 정도 피웠다. 풀 맛밖에 나는 게 없어, 다음날에는 5개비로 줄이고 그 다음날에는 다시 3개비로 줄였다. 그렇게 줄이다 보니 금연초를 피운 기간은 며칠에 불과했다.

"금연초가 의학적 근거가 있다고는 생각하지 않아요. 몸이 심하게 아플 때 의사가 '별 거 아닌, 감기일 뿐이다' 라고 하면 마음이 놓이는 것과 비슷하지 않을까요? 일종의 위약 효과죠. 실제 약효보다는 '지금 담배를 끊고 있다' 라고 생각하는 심리적 효과가 큰 것입니다. 물론 금연초를 물고 있을 때 담배를 물고 싶은 욕구는 덜하겠죠."

금연과 산행으로 다시 찾은 건강

24년간 피웠던 담배를 끊으면 세상은 얼마나 달라질까? 우선 머리가 맑아지고 평소 잠겼던 목도 가뿐해졌다. 감기몸살이나 고열 증세도 예전보다 훨씬 줄어들었다.

"예전에는 1년에 한 번은 꼭 병원을 찾아야 할 정도로 심하게 아팠어요. 바둑을 두고 있을 때는 몰랐지만 집에만 돌아오면 극심한 피로로 거의 쓰러지기 일보 직전이었죠. 늘 머리가 아프고 뇌 속에 연기가 가득 찬 느낌이었어요. 머리가 아프면 뇌졸중이 아닐까, 목이 아프고 가슴이 답답하면 폐암이 아닐까 걱정했죠. 담배를 끊고 나니 그 모든 증세가 거짓말처럼 사라졌어요."

다만 예상하지 못한 부작용이 생겼다. 갑자기 체중이 놀랄 정도로 불어난 것이다. 입안이 깔깔하니까 이것저것 군것질을 많이 하게 되었고, 평소 맛있다고 느끼지 않았던 음식까지 그렇게 맛있을 수가 없었다. 식사량이 당연히 늘어났고 급기야 불과 몇 달 사이에 몸무게가 5~10kg이 늘었다.

그때 운동의 필요성을 절감했다. 그는 등산을 택했다. 마침 종로구 평창동에 있는 그의 집 뒤쪽으로 난 길은 북한산과 연결돼 있었다. 10여 년 전 이곳으로 이사를 왔지만 그동안 북한산을 눈여겨본 적은 없었다. 그러나 등산을 작정하고 난 뒤 막상 걸어보니 10여 분 정도면 산 입구에 이를 정도로 가까운 거리였다. 물리적 거리를 떠나 심리적인 거리가 엄청나게 가까워진 것이다.

그는 산에 푹 빠진 마니아는 아니다. 다만 걷는 것을 좋아하기 때문에 자주 가는 것이고, 마침 산이 그곳에 있기에 오를 뿐이다.

그는 또 늘 혼자 산에 오른다. 다른 사람과 일일이 약속을 잡는 것도 번거롭지만 혼자만의 여유를 즐기기 위한 측면이 더 크다. 사람이 붐비고 개인적으로 약속이 많은 주말보다는 한갓진 평일에 주로 등산을 한다. 산행에 필요한 규칙도 그에게는 별 의미가 없다. 때로는 자연에 빠져들며 쉬엄쉬엄 걷다가 때로는 갑자기 달음질하듯이 빨리 걷기도 한다. 생각을 정리할 일이 있으면 나무등걸에 앉아 상념에 빠져들기도 한다.

그만의 독특한 산행법은 그의 성격을 많이 닮아 있다. 그는 골프 같은 '정교한' 운동을 좋아하지 않는다. 휴대폰을 가지고 다니지 않는 것이나 컴퓨터를 별로 이용하지 않는 것, 운전을 하지 않는 것이나 헬스클럽을 싫어하는 것 모두가 그의 성격과 연관이 있다. 그는 그런 자신을 '기계치'라고 부른다.

그가 등산과 함께 즐기는 또 다른 운동이 산책이다. 여유 시간이 생기면 그는 삽살개 두 마리를 앞세우고 동네를 30~40분 걸어 다닌다. 산책을 끝내고 나면 온몸이 땀으로 뒤범벅이 되는데, 같이 다니는 삽살개의 덩치가 거의 황소만하기 때문이다. 한 마리가 끄는 힘도 당하기 버거운데, 두 마리나 끌고 다니려면 오죽하겠는가? 웬만한 파워워킹 1시간 하는 것과 같은 운동효과가 날 수밖에 없다.

그는 스트레스를 받으며 운동하는 것만큼 나쁜 것은 없다고 생각한다. 실내에서 하는 운동을 별로 좋아하지 않으며 가볍게 몸을 움직이는, 이런 산책 같은 걷기를 좋아한다. 또한 명상과 같은 정신운동을 별로 좋아하지 않는다. 바둑 그 자체가 고도의 집중력이 필요한 또 하나의 정신세계여서, 바둑을 두는 것만으로도 충분한 에너지를 소비하고 있기 때문이다.

"프로기사처럼 정신활동을 많이 하는 사람들은 몸을 움직일 기회가 상대적으로 적어요. 그래서 따로 몸을 움직이는 운동을 해줘야 합니다. 실제 프로기사 중에 명상과 같은 운동을 하는 사람은 매우 적지요. 대부분 등산을 가장 선호하는데, 가장 합리적인 선택이 아닐까요?"

그는 매우 털털한 편이다. 많은 사람들이 그를 무뚝뚝하고 가정적이지도 않을 것이라고 생각하지만 그의 날카로운 인상 때문에 생긴 오해다. 그는 가장 큰 협력자이면서 동시에 매니저 역할까지 하고 있는 아내에 대한 애정도 각별하다. 휴대전화로 전화를 걸어도 맨 먼저 받는 것은 그가 아니라 그의 아내다. 그의 스케줄을 관리하는 사람이 바로 부인이며, 중요한 대국이 있으면 손수 차로 대국 장소까지 '모시고' 가는 것도 아내의 역할이다. 이처럼 확실한 '매니저'가 따로 있겠는가? 그는 부인에게 '여보'가 아니라 '작은어머니'라고 부른다. 젊었을 때 자신을 보살펴 준 부인에 대한 감사의 표시로……

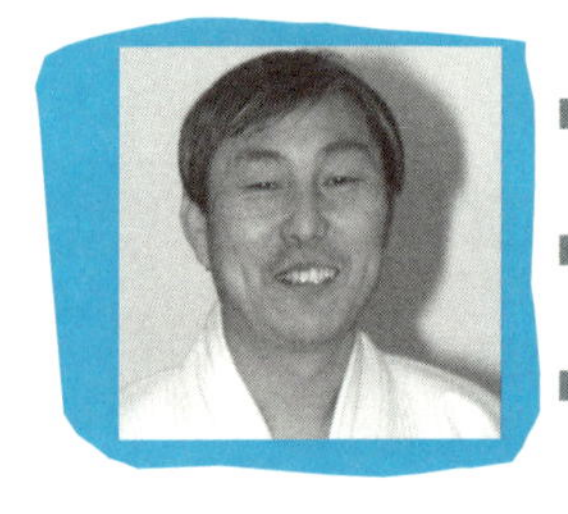

전문가가 보는 조훈현의 금연법

가톨릭대 의대 예방의학교실
맹광호 교수

"단 한 번의 도전으로 금연에 성공하는 사람은 아주 드뭅니다. 한 연구에 따르면 평균 4~5번째 도전에서 금연 성공률이 가장 높은 것으로 나와 있습니다."

범국민금연본부장을 맡고 있는 가톨릭대 의대 예방의학교실 맹광호 교수는 금연에 성공하려면 가장 중요한 부분이 본인 자신의 의지라는 점을 강조한다. 그 의지에 따라 금연은 쉬울 수도 있고 어려울 수도 있다. 실제 조훈현 씨가 단 한 번의 도전에 금연에 성공할 수 있었던 동력도 강한 의지였다.

"많은 사람들이 금연에 도전해 조훈현 씨처럼 성공의 기쁨을 맛보지만 실패하는 사람이 아직까지는 더 많습니다. 그렇다고 좌절할 필요는 없습니다. 금연하겠다는 의지만 있으면 언젠가는 성공하게 돼 있거든요."

맹 교수는 금연 성공률을 높이기 위해서는 가족이나 직장동료의 도움이 꼭 필요하다고 말한다. 남편이 담배를 끊겠다고 결심을 했다면 당분간 밥을 먹은 뒤 흡연욕구를 부추길 수 있는 맵고 짠 자극성 음식을 식단에서 빼는 게 좋다. 동료라면 담배 피기 좋은 상황을 가급적 피하도록 배려하는데, 가령 라이터나 성냥, 재떨이를 보이지 않게 하고 스트레스를 덜 받도록 위로해 주면 큰 도움이 된다. 물론 개인적인 노력이 가장 중요하다.

"금연에 들어가기 전에 달력을 보세요. 금단증상이 최고조인 2주 무렵에 가족 생일이나 결혼기념일과 같은 가족행사가 있도록 계획표를 짜세요. 그러면 결심을 다시 한 번 다지면서 금연기간을 늘릴 수 있습니다. 또 자녀와 담배 피우지 않겠다는 약속을 반드시 하십시오. 식사 후에 담배 생각을 아예 없애려면 바로 양치질을 하거나 산책을 가세요. 그래도 담배 생각이 나면 물이나 차를 천천히 마시고 심호흡을 하세요. 금방 담배 욕구가 사라질 겁니다."

흡연은 엄밀하게 말하면 니코틴 중독이란 병이다. 담배를 끊었을 때 보이는 금단증상은 알코올 중독자가 술을 끊었을 때 나타나는 증상과 크게 다르지 않다. 불안과 초조, 수면 장애, 집중력 장애, 공복감, 손 떨림, 심박수 증가, 어지러움, 두통과 피로, 땀 등이 대표적 증상이다. 사람마다 다르지만 대부분 조훈현 씨처럼 3~4일째가 가장 심했다가 다시 잠잠해진 뒤 2주 무렵에 또 악화된다.

금연을 하면 체중이 늘어나기 때문에 다시 담배를 피우는 사람이 적지 않다. 실제로 금연에 돌입한 후 2~3kg 정도 체중이 증가하는 사례는 매우 흔하다. 원래 니코틴은 기초대사율을 높이기 때문에 담배를 피우는 동안에는 상대적으로 체중이 잘 늘어나지 않는다. 그러나 담배를 끊으면 니코틴 공급이 중단되면서 기초대사율도 떨어지게 되고 체중은 증가하게 돼 있다. 그러나 맹 교수는 이를 긍정적으로 볼 것을 권한다.

"다른 각도로 해석하면 체중 증가는 흡연기간 동안 장애를 받았던 대사 작용이 정상으로 돌아온다는 뜻입니다. 금연했을 때 음식을 많이 먹게 되는 것도 그동안 니코틴에 의해 마비됐던 혀의 미각이 살아난다는 뜻이죠. 굳이 나쁘게만 볼 것은 없습니다. 운동으로 체중관리를 하면 충분합니다."

이런 측면에서 조훈현 씨가 담배를 끊은 후 등산과 산책을 병행한 것은 매우 좋은 선택이라고 할 수 있다.

조훈현 씨는 금연 첫 무렵에 잠시 금연초를 피운 적이 있다. 금연초는 니코틴 패치나 니코틴 껌과 같은 지금의 금연보조제가 나오기 전에 많은 사람들이 이용했던 것으로 의학적 근거는 없다. 하지만 맹 교수는, 금연보조제와 함께 썼을 때 성공률이 2배가 높다는 점을 강조하며 사용을 권했다.

"다만 금연보조제가 만능이란 생각은 하면 안 됩니다. 말 그대로 보조제라는 점을 잊지 마세요. 금연 의지가 없으면 그 어떤 보조제도 효과가 없습니다."

국내에서 가장 많이 사용하는 니코틴 패치는 금연을 시작한 날로부터 매일 1장씩 6~8주 정도 가슴이나 팔 등에 붙이면 된다. 단 한 번 패치를 붙였던 부위에 다음날 또 붙이면 피부가 가렵고 부어오를 수 있기 때문에 1주일 정도는 피해야 한다. 맹 교수는 패치를 붙일 때 간혹 불면증이나 메슥거리는 부작용이 나타나기도 한다며, 임산부나 심장 기능에 이상이 있는 사람은 사용해서는 안 된다는 점을 분명히 했다.

최근에는 항 우울제인 '부프로피온'이 니코틴이 함유되지 않은 금연보조제로는 처음으로 미국 식품의약국[FDA]의 승인을 받았다.

"이 약의 금연 성공률은 니코틴 패치나 껌과 유사하며 약과 패치를 함께 사용했을 때 금연 효과가 더 높다고 알려져 있어요. 또 이 약은 금연 뒤 나타나는 체중 증가를 어느 정도 억제하는 효과도 있다고 합니다. 금연 1주일 전부터 약을 복용하면 되는데, 다만 부작용으로 1,000명 당 1명꼴로 간질 등의 부작용이 있다는 보고가 있기 때문에 의사의 처방을 받아야 합니다."

금연을 도와주는 생활 10계명

1. 중독 상태를 파악하라.

니코틴 중독 정도를 알아야 금연이 수월하다. 니코틴 의존도를 측정해 보거나 12시간에서 하루 정도 담배를 끊은 뒤 자신의 몸 상태가 어떤지를 느껴보는 게 좋다. 니코틴 중독 현상이 심할수록 금연이 어렵다는 점을 각오해야 한다.

2. 금연 시작 날짜를 정하라.

금연을 유지할 수 있으려면 지속적인 동기 부여가 필요하다. 결혼기념일이나 아이 생일 등과 같은 기념일이 있으면 금연에 대한 의지를 유지할 수 있다. 보통 금연에 돌입하면 3~4일째, 또는 1주일째 첫 위기가 찾아온다. 따라서 이런 기념일로부터 3~4일 또는 1주일 이전에 금연을 시작하도록 한다.

3. 주변에 알려라.

금연 결심은 주변에 알려야 한다. 그래야 '체면' 때문이라도 담배
의 유혹을 극복할 수 있다. 특히 자녀에게는 반드시 얘기해 줘야 한
다. 아이들에게 아빠의 면목을 세우기 위해서라도 금연에 성공할
것이다.

4. 담배와 관련된 것은 모두 버려라.

서서히 흡연량을 줄이는 것도 좋지만 가장 확실한 것은 단칼에 끊어
버리는 것이다. 실제 조금씩 흡연량을 줄였던 사람도 스트레스를 받
으면 순식간에 담배를 몰아 피워 종전으로 돌아가는 경우가 많다.
주변에 있던 라이터와 재떨이를 모두 휴지통에 버리도록 한다.

5. 금연보조제를 검토하라.

니코틴 의존도가 높은 사람일수록 담배는 끊기 어렵다. 며칠만 담배
를 피우지 않으면 불안감, 긴장, 불면증 등의 금단증상이 나타나기
때문이다. 이럴 때는 니코틴 패치나 니코틴 껌 등과 같은 금연보조
제를 사용하면 도움이 되기도 한다.

6. 물을 많이 마셔라.

일단 금연에 돌입하면 2주 이전까지는 대부분 금단증상 때문에 고
통스러워한다. 그래서 담배를 대체할 만한 것들을 찾는다. 이럴 때
는 물을 많이 마셔 공복감도 없애고 흡연 욕구도 달래는 게 좋다. 주

스를 마실 때도 30%는 물을 섞어 먹는 게 좋다. 물 대신 녹차나 허브티, 레몬차 등도 군것질 욕구를 잠재우기 때문에 좋다.

7. 흡연 욕구가 느껴지면 즉각 행동하라.

담배를 피우고 싶어질 때 바로 양치질을 하면 흡연 욕구가 덜 하다. 식사를 한 뒤에도 '식후 한 모금'이 그립다면 바로 물을 마시거나 산책을 나가도록 한다.

8. 간접 흡연을 피하라.

누군가 옆에서 담배를 피우고 있으면 자꾸 흡연 욕구가 생긴다. 직장동료가 담배를 피운다면 만류하고, 소용이 없으면 자리를 옮겨라. 식당이나 커피숍을 가면 반드시 금연석을 찾아 앉도록 하고 PC방이나 게임방은 당분간 삼간다.

9. 열량 낮은 식품을 골라 먹어라.

금연하다 보면 미각이 살아나서 군것질이 늘어 체중이 증가하게 된다. 보통 초콜릿, 사탕 등 단 음식을 많이 찾는데 모두 눈앞에서 치워야 한다. 대신 방울토마토나 저지방요구르트 등 열량이 낮은 식품을 먹도록 한다. 입이 심심하다면 오이와 같은, 청량감이 높은 채소가 좋다.

10. 운동하고 스트레스를 피하라.

규칙적인 운동은 흡연 욕구를 잊게 하니 운동에 취미를 붙여보자.
스트레스 또한 흡연 욕구를 부추기는 적이다. 가능하면 마음을 편하
게 먹도록 하자.

중년건강 상태 테스트하기

중년 남성은 건강을 위해서라면 무엇보다 담베를 끊어야 한다. 하지만 담배만큼 끊기 힘든 것도 없다. 나의 상태를 측정해 보고 가장 올바른 시작점이 무엇인지 살펴봐.

담배를 끊기 위해서는 자신의 니코틴 의존도부터 알아두는 게 좋다. 그래야 자신에게 적합한 방법을 찾아 담배를 끊을 수 있기 때문이다. 그렇다면 우선 니코틴 의존도부터 측정해 보자.

1. 하루에 담배를 얼마나 피우나?

   ① 31개비 이상(3점) ② 21~30개비(2점) ③ 11~20개비(1점) ④ 10개비 이하(0점)

2. 아침에 일어난 뒤 얼마 만에 첫 담배를 피우나?

   담배를 끊기 위해서는 자신의 니코틴 의존도부터 알아두는 게 좋다. 그래야 자신에게 적합한 방법을 찾아 담배를 끊을 수 있기 때문이다. 그렇다면 우선 니코틴 의존도부터 측정해보자.

   ① 5분 이내(3점) ② 6~30분(2점) ③ 31~60분(1점) ④ 61분 이후(0점)

3. 금연구역에서 담배를 참기 어려운가?

   ① 예(1점) ② 아니오(0점)

4. 하루 중 담배 맛이 가장 좋은 때는 언제인가?

   ① 아침 첫 담배(1점) ② 그 외의 담배(0점)

5. 오전에 담배를 더 자주 피우는가?

   ① 예(1점) ② 아니오(0점)

6. 몸이 아파 하루 종일 누워 있을 때에도 담배를 피우는가?

   ① 예(1점) ② 아니오(0점)

0~2점은 니코틴 의존도가 낮아 금연에 성공할 가능성이 높다. 지금 당장 시작해도 좋다. 그러나 3~5점이면 니코틴 의존도가 중간 정도다. 금연 의지를 더 확고히 할 필요가 있다. 6점 이상이면 의존도가 심하기 때문에 니코틴 패치 등 금연보조기구를 사용하는 게 도움이 된다.

중년이 되면 많은 부분에서 건강에 적신호가 켜지게 된다. 특히 중년에 고민을 많이 하는 부분이 성기능 때문이다. 담배는 중년의 성기능에 치명타를 입힌다. 어느 날 갑자기 고개 숙인 '남성男性' 을 보며 후회하지 말고, 하루라도 빨리 대처하는 게 현명한 방법이다.

<진단 2. 발기부전 가능성 체크>

국제적으로 가장 널리 사용되고 있는 발기부전 자가진단 방법을 이용해 자신의 상황을 체크해 보자. 지난 한달 간의 자신을 돌아본 뒤, 다음 질문에 번호 수대로 1~5점을 매긴다. '성 활동' 기회가 없었으면 0점으로 계산한다. 여기서 '성 활동' 이란 애무, 삽입 등 모든 성적인 행동을 포함하며 '성 행위' 는 삽입과 관련된 행동을 말한다.

1. 성 활동 중 발기된 횟수는?

　① 거의 없었다　② 성 활동 횟수의 절반 미만　③ 절반 정노　④ 절반 이상　⑤ 거의 또는 모두

2. 성 활동 중 질 내 삽입이 무난할 정도로 발기의 정도가 단단한 횟수는?

　① 거의 없었다　② 성 활동 횟수의 절반 미만　③ 절반 정도　④ 절반 이상　⑤ 거의 또는 모두

3. 성 행위를 시도했을 때 삽입이 가능했던 횟수는?

　① 거의 없었다　② 성 행위 횟수의 절반 미만　③ 절반 정도　④ 절반 이상　⑤ 거의 또는 모두

4. 삽입 후 사정할 때까지 발기상태가 유지된 횟수는?

　① 거의 없었다　② 절반 이하　③ 절반 정도　④ 절반 이상　⑤ 거의 또는 모두

5. 성 행위가 끝날 때까지 발기상태를 유지하는 게 어려웠나?

　① 거의 모두 어려웠다　② 매우 어려웠다　③ 어려웠다　④ 약간 어려웠다　⑤ 어렵지 않았다

6. 성 행위는 몇 번 시도했는가?

　① 1~2회　② 3~4회　③ 5~6회　④ 7~10회　⑤ 11회 이상

7. 성 행위를 할 때 몇 회나 만족했는가?

　① 거의 없었다　② 절반 미만　③ 절반 정도　④ 절반 이상　⑤ 거의 또는 모두

8. 성행위를 할 때 즐거운 정도는?

　　① 즐겁지 않았다　② 약간 즐거웠다　③ 그저 그렇다　④ 즐거운 편이다　⑤ 매우 즐거웠다

9. 성적자극을 받았거나 성 행위를 했을 때 사정한 횟수는?

　　① 거의 없었다　② 절반 이하　③ 절반 정도　④ 절반 이상　⑤ 거의 또는 모두

10. 성적자극을 받았거나 성 행위를 했을 때 극치감(오르가슴)을 느낀 횟수는?

　　① 거의 없었다　② 절반 이하　③ 절반 정도　④ 절반 이상　⑤ 거의 또는 모두

11. 성욕(성적욕구)를 느낀 횟수는?

　　① 거의 없다　② 1,2회 정도　③ 보름 정도　④ 보름 이상　⑤ 한달 거의 내내

12. 자신의 성욕에 점수를 매긴다면?

　　① 매우 낮거나 전혀 없다　② 낮다　③ 중간 정도　④ 높다　⑤ 매우 강하다

13. 전반적인 성 생활에 대한 만족도를 점수화한다면?

　　① 매우 불만이다　② 불만족스런 편이다　③ 그저 그렇다　④ 만족스런 편이다　⑤ 매우 만족스럽다

14. 실제 섹스를 할 때의 만족도를 스스로 평가한다면?

　　① 매우 불만이다　② 불만족스런 편이다　③ 그저 그렇다　④ 만족스런 편이다　⑤ 매우 만족스럽다

15. 자신의 발기 상태에 대해 점수를 준다면?

　　① 매우 낮다　② 낮다　③ 그저 그렇다　④ 높은 편이다　⑤ 매우 자신 있다

총점이 23점 이상이면 정상이라고 보면 된다. 18~22점은 경미한 발기부전, 12~17점이면 중간 정도의 발기부전, 6~11점이면 심한 발기부전으로 간주한다. 따라서 20이 안 된다면 일단 조심해야 한다.

만약 진단 1에서 니코틴 의존도가 6점을 넘어섰다면 발기부전 체크 점수가 22점 이상이라도 안심할 수는 없다. 금세 20점 이하로 떨어질 가능성이 있기 때문이다. 또 니코틴 의존도가 5점 이하라 해도 발기부전 체크 점수가 18점이 안 된다면 더욱 심한 발기부전으로 이어질 가능성이 크다. 결국 담배를 끊는 게 가장 최선의 방법이다.

중년 남성을 위협하는 가장 치명적인 병은 심근경색증, 협심증, 뇌졸중 등 심혈관계질환이다. 물론 이런 간단한 체크로 정확하게 질환을 예측할 수는 없지만 어느 정도 추정은 가능하다. 니코틴 의존도가 6점 이상이라면 다음 심혈관계질환 발병 가능성 검사와 상관없이 위험에 놓여 있다고 생각하면 된다.

1. 나이는?

    ① 35~45(1점)   ② 46~55(2점)   ③ 56~65(3점)   ④ 66세 이상(4점)

2. 고지혈증(총콜레스테롤이 220mg/dL 이상)이 있는가?

    ① 있다(5점)   ② 없다(0점)

3. 고혈압(140/90mmHg 이상)이 있는가?

    ① 있다(5점)   ② 없다(0점)

4. 담배를 피우는가?

    ① 피운다(5점)   ② 피우지 않는다(0점)

5. 당뇨병이 있는가?

    ① 있다(5점)   ② 없다(0점)

6. 가족 중 돌연사했거나 심혈관계 또는 뇌중풍(뇌졸중) 환자가 있나?

    ① 있다(4점)   ② 없다(0점)

7. 매주 정기적으로 3회 이상 운동을 하는가?

    ① 그렇다(0점)   ② 1,2회 한다(1점)   ③ 전혀 하지 않는다(2점)

8. 어떤 음식을 즐겨 먹는가?

    ① 육식을 좋아한다(2점)   ② 가능하면 생선 야채 과일 두부 콩 등을 즐긴다(0점)

9. 스트레스를 많이 받는 직업인가?

    ① 그렇다(2점)   ② 그렇지 않다(0점)

10. 건강검진은 얼마나 자주 받는가?

　①매년 받는다(0점)　②2,3년마다 받는다(1점)　③전혀 받지 않는다(2점)

10점 미만이면 아직까지는 심혈관계질환의 위험이 낮은 편이다. 좋은 생활습관을 유지하도록 노력만 하면 된다. 10~19점은 중간 정도의 위험이 있다. 정기적인 건강검진이 필요하다. 20~29점은 고 위험집단이다. 위험인자를 없애야 하며 생활습관을 바꾸고 정기적으로 의사를 찾아야 한다. 만약 30점이 넘는다면 지금 당장 순환기내과나 심장내과, 신경과를 방문해야 할 정도로 위험하다.

지금까지 세 가지 진단은 당장 큰 문제로 연결될 수 있는, 중년 남성의 건강지표가 된다. 그런데 몸에 이상이 없는 것 같은데도 이상하게 몸이 피곤하거나 기력이 없는 경우가 있다. 이럴 때는 남성갱년기를 의심할 수 있다. 남성갱년기의 존재 여부에 대한 논란은 아직 계속 되고 있지만 남성호르몬인 테스토스테론 부족으로 인한 갱년기 존재는 어느 정도 인정하는 분위기다.

〈진단 4. **남성갱년기 가능성 체크**〉

다음 항목에서 3개 이상이 해당된다면 남성호르몬 부족에 따른 남성갱년기를 의심해야 한다. 다만 1번이나 2번 문항이 해당되면 개수에 상관없이 남성갱년기가 의심된다.

	예	아니오
1. 성적흥미가 감소했다.	☐	☐
2. 발기의 강도가 떨어졌다.	☐	☐
3. 기력이 몹시 떨어졌다.	☐	☐

4. 근력 또는 지구력이 떨어졌다.

5. 키가 줄었다.

6. 삶에 대한 즐거움을 잃었다.

7. 슬프거나 불만스럽다.

8. 최근 운동할 때 민첩성이 떨어졌다.

9. 저녁식사를 마치면 바로 졸리다.

10. 최근 일의 능률이 떨어졌다.